Cetogénica para Mujeres

La última dieta baja en carbohidratos para una rápida pérdida de peso, mejorar la memoria y la claridad mental y vivir de forma saludable:

Guía completa paso a paso

MARY KNOX

Copyright © 2020 Mary Knox

Todos los derechos reservados.

Ninguna parte de este libro puede ser reproducida de ninguna forma o por ningún medio electrónico o mecánico, incluyendo fotocopias, grabaciones, o por ningún sistema de almacenamiento y recuperación de información conocido ahora o inventado en el futuro, sin el permiso escrito del editor. La única excepción es por un revisor, que puede citar breves extractos en una reseña publicada.

El presente documento tiene por objeto proporcionar información precisa y fiable del tema seleccionado y de todos los temas tratados. Este libro se vende con la idea de que el editor no está obligado a prestar un servicio contable o de otro tipo oficialmente permitido. Si se requiere asesoramiento de alguna manera, profesional o legal, se debe consultar a profesionales expertos experimentados.

Toda la información que se proporciona en el presente documento se afirma que es coherente y veraz, en caso de que haya alguna responsabilidad, con respecto a la falta de atención o de otro tipo, por cualquier uso o abuso de los procesos, políticas o instrucciones contenidas en él es responsabilidad exclusiva del lector destinatario.. Bajo ninguna condición se podrá culpar o responsabilizar legalmente al editor por cualquier daño, pérdida monetaria o reparación, debido a la información aquí contenida.

La información aquí contenida se proporciona enteramente con fines informativos, y es universal. La información se proporciona sin ningún tipo de garantía o contrato.

Las marcas comerciales que se utilizan en el documento no tienen ningún consentimiento, y la publicación de la marca comercial no cuenta con el respaldo del propietario de la marca comercial ni con ningún tipo de apoyo. Todas las marcas comerciales utilizadas en este libro son sólo para aclarar el texto, y son propiedad de sus dueños, no afiliadas a esta publicación. Los respectivos autores de la publicación poseen todos los derechos de autor que no son propiedad del editor.

Tabla de Contenidos

Introducción 5

Capítulo 1: La Dieta Cetogénica 7

Capítulo 2: Los efectos de la cetosis 17

Capítulo 3: Los beneficios para la salud de la Dieta Cetogénica 27

Capítulo 4: Las mujeres en la dieta Cetogénica y los desafíos que enfrentan 39

Capítulo 5: Ayuno, Ciclo de Carbohidratos, y Planes Cetogénicos ... 53

Capítulo 6: Qué comer en la dieta Cetogénica 61

Capítulo 7: Recetas de desayuno cetogénico 75

Capítulo 8: Recetas cetogénicas de almuerzo y cena 103

Capítulo 9: Aperitivos y postres cetogénicos 139

Capítulo 10: Plan de comidas para dos semanas 145

Capítulo 11: Cómo mantenerse en la dieta Cetogénica en el mundo real 155

Conclusión 161

Introducción

Existen tantos planes de dieta que abundan en el mercado hoy en día que es difícil saber cuál es el mejor. La forma exacta en que funciona cada plan puede variar mucho dependiendo de con quién se hable o de qué opinión se lea. ¿Y alguno de estos planes de dieta funcionará realmente en el cuerpo de una mujer, que es tan diferente del cuerpo de un hombre?

Definitivamente has venido al lugar correcto para responder todas tus preguntas. *Cetogénica para las Mujeres: La última dieta baja en carbohidratos para una rápida pérdida de peso, mejorar la memoria y la claridad mental y vivir de forma saludable – Guía completa paso a paso* de Mary Knox es todo lo que necesitas para responder todas las preguntas que puedas tener sobre los planes de dieta, especialmente los que funcionan para las mujeres.

La dieta cetogénica funcionará bastante bien para las mujeres, aunque sus cuerpos sean tan diferentes a los de los hombres. Entendemos eso y lo abordamos fácilmente en las páginas de este libro. Aprenderás exactamente cómo funciona la dieta cetogénica y cómo se puede hacer que funcione para las mujeres y sus cuerpos únicos. Discutimos las formas de hacer los ajustes necesarios y cómo planear cualquier posible reto que una mujer pueda enfrentar cuando comience su camino hacia su objetivo de perder peso.

Este libro cubre con gran detalle exactamente cómo funciona la dieta cetogénica y cómo afecta a tu cuerpo. También cubre, una vez más con gran detalle, los alimentos que conformarán tu nuevo menú y por qué son las mejores opciones para ti.

Además, en el interior encontrarás deliciosas recetas de comidas, aperitivos y postres que complacerán hasta al comensal más exigente. Y estos platos pueden ser disfrutados por cualquier miembro de la familia, por lo que no es necesario tener varias opciones diferentes para una comida familiar. Estos platos son lo suficientemente agradables para servir a un acompañante o a esa persona especial.

Así que prepárate para que todos los mitos que has oído sobre la dieta cetogénica y las mujeres sean completamente falsos. La dieta cetogénica funcionará bastante bien para las mujeres, como verás tan pronto como abras este libro.

Capítulo 1: La Dieta Cetogénica

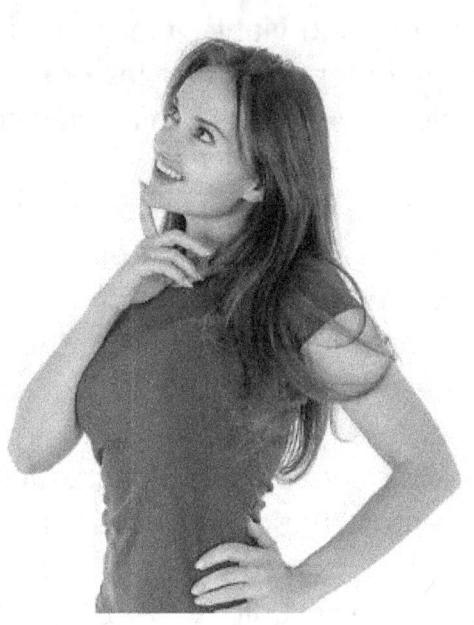

La dieta cetogénica ha existido durante décadas de una forma u otra. Fue originalmente desarrollada a principios del siglo XX por médicos que buscaban una cura para los pacientes con epilepsia. Antes de que se inventaran los medicamentos anticonvulsivos, la única forma de tratar a los epilépticos era a través de cambios en el estilo de vida. La idea de intentar el ayuno para los pacientes con epilepsia en realidad surgió de la lectura de las obras del antiguo médico griego Hipócrates, quien escribió que encontró que el ayuno era una cura razonable para los pacientes que tenían "ataques". Esto llevó a los médicos a finales del siglo XIX y principios del XX a utilizar el ayuno como medio para controlar los ataques que acompañan a la epilepsia.

Aunque el ayuno funcionaba para controlar los ataques, no era un método viable a largo plazo para el control de éstos, simplemente porque las personas no pueden vivir sin comida. Así que los médicos comenzaron a experimentar con diferentes combinaciones de alimentos para ver cuáles facilitarían la recurrencia de los ataques en sus pacientes. Descubrieron que una dieta baja en carbohidratos con cantidades moderadas de proteínas y una alta cantidad de grasas controlaba las convulsiones mejor que cualquier otra combinación. Esta dieta se utilizó durante varias décadas para controlar las convulsiones hasta que se inventaron los medicamentos anticonvulsivos. Tomar una píldora o tragar una cucharada de líquido era definitivamente más fácil que seguir una dieta tan restrictiva. Y a menudo era difícil seguir la dieta si los alimentos no estaban disponibles. Esto fue en una época en la que la refrigeración no estaba ampliamente disponible y muchas personas no tenían acceso a productos lácteos frescos como la leche y el queso. La gente de la ciudad podría no tener acceso a huevos frescos. Y para todos, excepto para los muy ricos de la población general, los vegetales cultivados en el jardín de la casa eran el

Capítulo 1 La Dieta Cetogénica

alimento básico de la dieta diaria. Así que la dieta cetogénica se hizo menos popular hasta que se dejó de enseñar en la escuela de medicina y eventualmente se convirtió en una entrada en los libros de historia médica.

A finales de los 60 y principios de los 70 la gente, especialmente las mujeres, se volvieron más conscientes de sus cuerpos y de cómo se veían en traje de baño. Cualquiera que quisiera ganar dinero rápidamente creaba una nueva dieta de moda para que la gente la siguiera, que garantizaba una rápida pérdida de peso y un cuerpo hermoso. Durante este tiempo la dieta cetogénica fue desenterrada y se hizo popular una vez más. Varias versiones diferentes fueron creadas y nombradas en honor a su creador. Pero la dieta cetogénica realmente llegó a su fin durante la década de 1990 y todo debido a un niño pequeño que tenía convulsiones tan severas que la medicina no ayudó. Sus padres, desesperados por cualquier cosa para ayudar a su pequeño, encontraron literatura que explicaba cómo la dieta cetogénica fue originalmente diseñada para controlar la epilepsia. Cuando la probaron en su hijo, siguiéndola estrictamente, se asombraron de los cambios que hizo. Casi inmediatamente su hijo dejó de tener los ataques que amenazaban su vida y que lo habían atormentado desde su nacimiento.

Se hizo un documental sobre su historia y la dieta cetogénica volvió a estar en la vanguardia de los métodos dietéticos populares. La gente volvió a sentir curiosidad por la dieta cetogénica y por cómo podía ayudarles a controlar su peso. Se observó durante los estudios de los pacientes en el estudio original que la mayoría de ellos perdieron peso y fueron capaces de mantener un peso saludable. Así que la dieta que fue originalmente desarrollada para controlar las convulsiones en niños pequeños se convirtió en la nueva sensación de pérdida de peso.

Aunque la dieta cetogénica se desarrolló en el siglo XIX, ha sido básicamente una forma de vida durante siglos. Nuestros antiguos antepasados eran cazadores-recolectores. Cazaban carne y recolectaban las frutas y verduras que encontraban para complementar su dieta. La dieta del hombre primitivo estaba hecha en gran medida de carne y grasa con una ocasional baya o zanahoria. Cada generación se ha vuelto más obesa a medida que los estilos de vida cambian y la dieta se orienta más a los carbohidratos.

¿Pero exactamente cómo funciona la dieta cetogénica? ¿Qué tiene la dieta cetogénica que la convierte en un método tan notable para la pérdida de peso y el control o la prevención de enfermedades? Es todo gracias a una pequeña cosa llamada cetosis.

El papel de la dieta cetogénica es poner a tu cuerpo en estado de cetosis. La cetosis ocurre cuando tu cuerpo quema grasas para obtener energía en lugar de depender de los carbohidratos. La cetosis es una función normal del cuerpo que a menudo se reprime debido a las dietas altas en carbohidratos que la mayoría de la gente consume. El cuerpo produce glucosa a partir de los alimentos que consumimos, y esta glucosa se utiliza para proporcionar combustible y energía a las células del cuerpo. El páncreas produce insulina, que es la sustancia química del cuerpo que es responsable de mover la glucosa a las células. Otro término para la glucosa es el azúcar en la sangre.

Cuando se consumen alimentos, el estómago utiliza ácidos para descomponer los alimentos en pequeñas partículas. Luego los alimentos pasan a los intestinos donde son absorbidos o eliminados. Los alimentos que se absorben pasan al flujo sanguíneo como glucosa y el cuerpo produce insulina para llevar la glucosa a las células. El cuerpo producirá más insulina para hacer frente al aumento del nivel de azúcar en la sangre. Una vez que las células utilizan toda la glucosa que necesitan para obtener energía, el resto se almacena en el cuerpo. El cuerpo primero almacena la glucosa en el hígado, donde se convierte en una sustancia química llamada glucógeno, y cualquier resto de glucosa se almacena en pequeñas bolsas de grasa en los músculos.

Después de unas pocas horas de no comer, el nivel de azúcar en la sangre comienza a bajar. El páncreas dejará de fabricar insulina porque no tiene glucosa para moverse dentro de las células. Cuando esto sucede, las células ubicadas en el hígado envían señales al hígado para comenzar a descomponer el glucógeno almacenado en el hígado y convertirlo nuevamente en glucosa. El glucógeno se envía entonces a través del flujo sanguíneo para dar energía a las células hasta que tenga la oportunidad de comer más alimentos.

El cuerpo humano está hecho para mantener un nivel constante de glucosa que fluye por el flujo sanguíneo. Las células del páncreas controlan el nivel de azúcar en la sangre cada pocos minutos. Dado que después de comer los niveles de azúcar en la sangre se elevan, estas células indicarán al páncreas que produzca más insulina para ayudar a que el azúcar se mueva por el cuerpo. El cuerpo fue creado para poder controlar y ajustar los niveles de azúcar e insulina en el flujo sanguíneo para proporcionar al cuerpo la cantidad adecuada de combustible que el cuerpo necesita para jugar, trabajar, funcionar correctamente e incluso sólo para mantenerse vivo, ya sea que estemos despiertos o dormidos.

Cuando consumimos más alimentos de los que necesitamos para que nuestro cuerpo mantenga un nivel de funcionamiento saludable, los alimentos que no se eliminan a través de los desechos se almacenan en el cuerpo como grasa. El glucógeno almacenado en el hígado es el primer lugar al que el cuerpo se dirigirá para obtener reservas de energía extra. Así que cuando continuamos comiendo en exceso, el cuerpo continúa almacenando el exceso de comida como grasa. Hay dos razones para esto. Uno, hemos entrenado a nuestros cuerpos para que anhelen la comida a toda hora en lugar de atenerse a las horas de comida establecidas. La gente en muchas culturas no come entre comidas y tienen muchas menos personas obesas que en América.

La otra razón es la resistencia a la insulina. Recuerda que el cuerpo crea la insulina para desbloquear las células y permitir que la glucosa fluya. Cuando seguimos comiendo en exceso y el cuerpo sigue produciendo insulina para desbloquear las células en respuesta a la comida, eventualmente las células dejan de responder a la insulina que llama a sus puertas. Están llenas. Así que el exceso de glucosa ahora debe ser eliminado como desecho o almacenado en el cuerpo como grasa. Este fenómeno se conoce como resistencia a la insulina. La preferencia del cuerpo es almacenar la glucosa como grasa porque puede necesitar esa grasa algún día. Esto es particularmente cierto para las mujeres que llevan a sus bebés; el cuerpo está diseñado para querer proveer suficiente alimento para la madre y el bebé en tiempos de hambruna.

Así que después de años de comer en exceso terminamos con un cuerpo cubierto de pequeños bolsillos de grasa, uno encima del otro. El ejercicio por sí solo no eliminará esta grasa de nuestros cuerpos. Para permitir que nuestros cuerpos pierdan el exceso de peso y vuelvan a las funciones adecuadas para las que fueron diseñados, necesitamos usar una combinación de dieta y ejercicio para atacar el problema. La dieta trabajará en el problema desde el interior. Y aquí es donde la dieta cetogénica entra en juego.

Seguir la dieta cetogénica hará que tu cuerpo descomponga las reservas de grasa para usarlas como energía. Le recuerda al cuerpo cuál debe ser su función adecuada y le ayuda a volver a esa función adecuada. La cetosis es lo que le sucede al cuerpo durante la inanición, como en tiempos de hambruna. Por eso el cuerpo de la mujer fue diseñado para almacenar grasa para poder alimentar al bebé que probablemente llevaba. Durante tiempos de abundancia el cuerpo almacena comida y la forma de la mujer se hace más redondeada. En tiempos de hambruna el cuerpo se alimenta de los depósitos de grasa y el cuerpo de la mujer se hace más delgado. Esto es lo que sucede cuando el cuerpo entra en cetosis, y este es el principal propósito de la dieta cetogénica: llevar el cuerpo a la cetosis y restaurar el cuerpo a su funcionamiento apropiado y natural.

La cetosis es un estado del metabolismo en el que el cuerpo utilizará la grasa almacenada y los cuerpos cetónicos, o cetonas, como la principal fuente de combustible en lugar de utilizar la glucosa. Recuerda que el hígado almacena glucosa y la libera para obtener energía a medida que el cuerpo la necesita. El hígado puede almacenar hasta dos días de glucosa antes de que tenga que buscar una fuente en otro lugar. Si no estás tomando consumiendo excesivas de carbohidratos entonces tu cuerpo comenzará a utilizar la grasa almacenada para metabolizar, o descomponer, para utilizarla como energía. Cuando el hígado utiliza la grasa consumida y la grasa almacenada para producir energía, produce cetonas. El hígado siempre produce cetonas pero a un nivel mucho más bajo. Pero cuando se restringe la ingesta de carbohidratos se fuerza al hígado a descomponer la grasa almacenada para utilizarla como energía y combustible para las células, en particular las células cerebrales que requieren una cantidad adecuada de nutrición para poder funcionar correctamente.

El objetivo final de la dieta cetogénica es empujar al cuerpo a la cetosis para forzarlo a quemar la grasa almacenada para obtener energía. Una vez que el cuerpo comienza a quemar la grasa almacenada para obtener energía y continúa haciéndolo de forma regular, la grasa almacenada será eliminada del cuerpo. Alcanzarás este estado en la dieta de cetosis consumiendo una dieta alta en grasas, baja en carbohidratos y moderada en proteínas. Si sigues la dieta con precisión, tu cuerpo entrará en cetosis en los primeros dos a cinco días. Recuerda que el cuerpo de cada persona es diferente, por lo que pueden pasar unos días antes de que empieces a ver algún movimiento significativo en la balanza. Pero siguiendo la dieta cetogénica con los planes de alimentación y las opciones de alimentos recomendados, tendrás éxito.

Capítulo 2: Los efectos de la cetosis

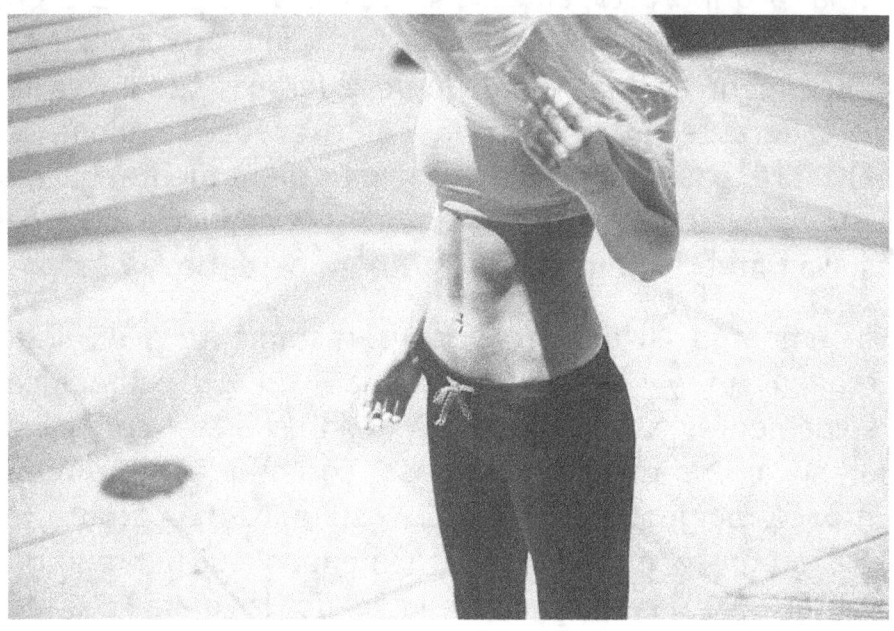

Entrar en un estado de cetosis es el objetivo final de comenzar y seguir la dieta cetogénica. La cetosis hará que tu cuerpo queme la grasa almacenada como combustible en lugar de los alimentos que se consumen. El tiempo que toma para que tu cuerpo entre en un estado de cetosis depende de muchos factores. Entre estos factores se encuentra el grado de limitación de la ingesta de carbohidratos. También hay que tener en cuenta la pérdida de peso deseada y las necesidades energéticas diarias totales.

Dado que la dieta cetogénica cambiará realmente la forma en que funciona el metabolismo de tu cuerpo, es bastante diferente de cualquier otra dieta. El peor efecto de la dieta cetogénica es pasar por lo que se llama la gripe cetogénica. Es posible seguir la dieta en pequeños pasos y facilitarla en lugar de lanzarse directamente a ella. Dejar que el cuerpo se adapte a la dieta durante un período de tres o cuatro semanas te permitirá pasar por la cetosis más lentamente y con suerte no tendrá tantos síntomas negativos que se asocian naturalmente con la primera parte de la dieta.

Sin embargo, si decides pasar directamente a la dieta cetogénica y acabar con la gripe cetogénica rápidamente, tu cuerpo entrará antes en la cetosis y comenzará a quemar la grasa corporal almacenada. Entonces comenzarás a ver los resultados más pronto, y este progreso inmediato es a menudo suficiente para mantener a las personas siguiendo la dieta cuando podrían pensar en dejarla.

Cuando el cuerpo entra en el estado de cetosis, irradiarás síntomas que se sienten como si tuvieras gripe, por lo que se le llama gripe cetogénica. Estos síntomas comenzarán después de dos a cinco días de dieta y durarán de una a dos semanas. Hay varios síntomas que puedes experimentar, entre los que se incluyen

- Mal aliento
- Pérdida de libido
- Mal humor o irritabilidad

- Dolores de cabeza
- Debilidad durante y después del ejercicio
- Aumentando los antojos especialmente de alimentos azucarados o carbohidratos
- Estreñimiento
- Hinchazón por retención de agua después de un día de mayor consumo de carbohidratos
- Perturbaciones del sueño
- Periodos de baja energía y agotamiento

La cetosis causa mal aliento como resultado de la eliminación de productos de desecho del cuerpo. El cuerpo elimina las toxinas del cuerpo a través de la orina y la defecación, a través del sudor o a través de la respiración. Cuando las toxinas salen de la boca, el aliento huele mal, sin importar la frecuencia con que te cepilles los dientes. Unos pocos trozos de goma de mascar sin azúcar ayudarán con este síntoma, y no dura mucho tiempo.

Definitivamente hay una conexión entre las hormonas sexuales y la ingesta de grasa dietética. Las dietas con alto contenido de grasa aumentarán significativamente el nivel de estrógeno en el cuerpo. Lo que esto significa es que una mujer con un mayor almacenamiento de grasa en el cuerpo producirá naturalmente más estrógeno y es esta hormona la que lleva al deseo de actividad sexual. Al principio de la dieta cetogénica, donde el cuerpo comienza a eliminar la grasa del cuerpo, la producción de estrógeno puede ser interrumpida y seguirá naturalmente una pérdida de la libido. Esto no es algo malo porque en un cierto punto tener demasiada grasa corporal hará que el cuerpo produzca demasiado estrógeno que, por sí mismo, interrumpirá el impulso sexual. Una vez que el cuerpo haya comenzado a eliminar la grasa almacenada y los niveles hormonales tienen la oportunidad de equilibrarse, entonces la producción de estrógeno volverá a la normalidad.

Comenzar la dieta cetogénica puede hacerte sentir irritable y malhumorada, y hay una explicación muy simple para eso. Los carbohidratos, cuando se consumen, casi inmediatamente se convierten en azúcar en el cuerpo durante la digestión. No importa si el carbohidrato es una papa o un pan de miel. El cuerpo no diferencia entre la buena y la mala comida. Y cuando se consume el azúcar, se convierte en azúcar en el cuerpo. Cuando el cuerpo detecta un aumento de azúcar en la sangre, el cerebro libera sustancias químicas como la serotonina y la dopamina. Estas sustancias químicas hacen que el cerebro sienta una gran felicidad y proporcionan un efecto calmante en el cuerpo. Cuando se eliminan los carbohidratos de la dieta no hay necesidad de que el cerebro libere estas sustancias químicas y te sentirás de mal humor e irritable. Estos sentimientos pasarán tan pronto como el cuerpo aprenda a vivir menos de carbohidratos y más de grasas y proteínas.

La reducción de la cantidad de carbohidratos ingeridos también puede causar dolores de cabeza debido a la disminución de la cantidad de azúcar en la sangre.

Capítulo 2 Los efectos de la cetosis

Estos dolores de cabeza también pueden ser causados por desequilibrios hormonales y desequilibrios en los electrolitos de tu cuerpo. Es importante, especialmente durante las primeras semanas de cetogénica, mantenerse bien hidratada. Esto ayudará a eliminar las toxinas de tu cuerpo aún más rápido. Y mantener un buen equilibrio de electrolitos es la clave.

El cuerpo experimentará muchos cambios y ajustes para aprender a buscar energía en la grasa en lugar de usar la glucosa. El cuerpo utilizará toda la energía disponible para manejar estos procesos. Eso dejará poca energía extra para cualquier otra cosa y puede causar sensaciones de agotamiento, particularmente después del ejercicio. Aunque es bueno hacer ejercicio y hacerlo acelerará la pérdida de peso, es posible que tengas que disminuir el esfuerzo físico durante las primeras semanas y darle tiempo a tu cuerpo para que se adapte. No hay necesidad de dejar de hacer ejercicio, simplemente cambia a una forma de ejercicio menos intensa. Caminar, nadar y montar en bicicleta son buenas formas de ejercicio que te permitirán trabajar a un ritmo más lento que tu cuerpo cambiante puede manejar fácilmente.

Y la debilidad muscular puede provenir del cambio en la dieta general que estás experimentando. Asegúrate de comer la cantidad recomendada de proteínas en la dieta cetogénica. Esto será en forma de carne, pescado o aves, y hay algunas opciones no animales para el vegetariano o el vegano. También puede ayudar el tomar un suplemento de magnesio para asegurar que los músculos se mantengan fuertes. Añadiendo un cuarto de cucharadita de sal marina natural en ocho onzas de agua, ayudará a reponer el sodio que se pierde a través de la producción de residuos. Puedes usar una o dos cucharaditas de jugo de limón para enmascarar el sabor de la sal si quieres.

Es natural sentir un aumento en los antojos de comida mientras se comienza la dieta cetogénica. Aunque ingieras la cantidad suficiente de alimentos adecuados para frenar la sensación de hambre, esto no eliminará los antojos, especialmente con los alimentos que ahora están fuera de la lista de alimentos permitidos. Es posible que estos antojos sean sólo una respuesta emocional a que te digan que no puedes comer una dona o una rebanada de pastel. Asegúrate de recibir suficientes calorías en general y trata de redirigir tu atención cuando los antojos te ataquen. Eventualmente desaparecerán.

La disminución de carbohidratos puede llevar a una disminución de la capacidad de dormir bien. Dado que al comer carbohidratos y azúcar se liberan ciertas sustancias químicas para sentirse bien en el cerebro, la falta de estas sustancias químicas puede causar una interrupción inmediata del sueño. La serotonina y la melatonina son liberadas por el cerebro en respuesta al consumo de carbohidratos. La serotonina te hace feliz y la melatonina te da sueño. Eventualmente, la dieta cetogénica llevará a mejores patrones de sueño al regular la liberación de hormonas en el cuerpo. Mientras tanto, intenta hacer un ejercicio suave unas horas antes de ir a la cama, como caminar lentamente o montar en bicicleta. Esto ayudará a liberar las hormonas que te hacen sentir estresada y ayudará a relajar tu cuerpo y prepararlo para el sueño. Trata de no variar tu horario de sueño.

Puedes experimentar estreñimiento o hinchazón al comenzar la dieta cetogénica. Puedes experimentar episodios de diarrea. Puede que no experimente ningún cambio gastrointestinal. El colon de cada persona es único, y la comida afecta a cada persona de manera diferente. El estreñimiento se puede aliviar manteniéndose bien hidratado. El agua a temperatura ambiente o el agua tibia es lo mejor para estimular los procesos digestivos. Añadir limón o lima al agua también ayudará, así como beber agua caliente con limón o lima. El café negro, el té verde o negro, los tés herbales y el caldo también ayudarán a aliviar el estreñimiento o a aliviar las molestias estomacales que vienen con la diarrea.

Ten en cuenta que los efectos negativos de la cetosis duran poco tiempo, pero los efectos positivos de la cetosis durarán mientras tu cuerpo permanezca en el estado de cetosis y en algunos casos incluso más tiempo. Y hay muchos efectos secundarios buenos por entrar en cetosis.

La dieta cetogénica promoverá la pérdida de peso. Es un plan de dieta que puedes mantener e incorporar a tu estilo de vida porque ofrece suficiente grasa y calorías para que te sientas más llena por más tiempo. Como la dieta cetogénica es baja en carbohidratos, el cuerpo se ve obligado a depender de las reservas de grasa para combustible. Además, la reducción del consumo diario de carbohidratos resulta automáticamente en la eliminación de las calorías vacías que provienen de los carbohidratos. Como ya no consumirás estas calorías vacías, notarás la pérdida de peso cuando el cuerpo comience a consumir la grasa almacenada.

Seguir la dieta cetogénica reducirá los antojos de comida y suprimirá la sensación de hambre. Mientras permanezcas en la cetosis no necesitas contar calorías o medir tus porciones, siempre y cuando no te excedas y comas en exceso. La mayoría de las personas que están en cetosis encuentran que su dieta les deja satisfechos durante más tiempo con menos comida y con más energía a partir de sus elecciones de alimentos. La cetosis es muy buena para regular el apetito y reducir el deseo general de comer. Y los cuerpos cetónicos producidos por la cetosis trabajarán en la región del cerebro que alberga el hipotálamo, que controla la tasa de metabolismo. La cetosis no causará que el metabolismo se ralentice como lo hacen la mayoría de las otras dietas.

Estar en cetosis también conducirá a una mayor capacidad de concentración y a mayores niveles de energía. Mientras esté en la dieta cetogénica, tu cuerpo se acostumbrará a quemar cetonas como combustible en lugar de depender de la glucosa. Tus músculos preferirán usar las cetonas para obtener masa y energía. El consumo de la cantidad adecuada de proteínas permitirá a tu cuerpo utilizarlas para la pequeña cantidad de glucosa que el cerebro necesita para funcionar correctamente.

Ten en cuenta que los efectos secundarios menos agradables de la dieta cetogénica disminuirán por sí solos en las primeras semanas a medida que tu cuerpo cambiante se ajuste al cambio de nutrición y al reequilibrio de las hormonas producidas por el cuerpo. Los síntomas pueden ser fácilmente manejados obteniendo más electrolitos, comiendo más grasa, manteniéndose bien hidratado y durmiendo mucho. También recuerda ser paciente porque esto pasará y pronto comenzarás a disfrutar de todos los beneficios que la dieta cetogénica puede ofrecer.

Capítulo 3: Los beneficios para la salud de la Dieta Cetogénica

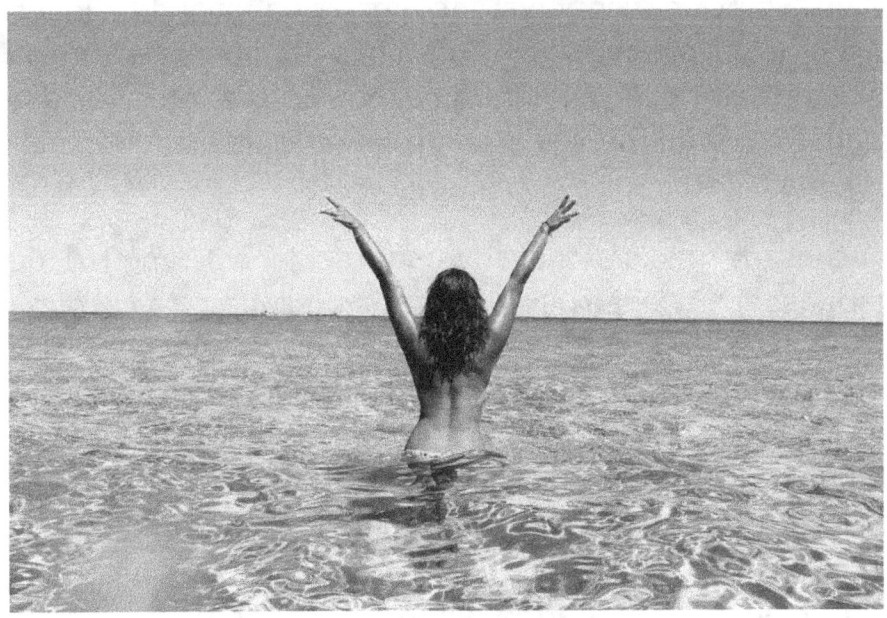

La dieta cetogénica es buena para la pérdida de peso, pero en realidad tiene otros beneficios para la salud. La dieta tiene muchos beneficios comprobados que van de la mano con la pérdida de peso excesivo y la disminución de la grasa corporal total.

Un beneficio importante de la dieta cetogénica es el aumento de la concentración mental. Recuerda que la dieta cetogénica se usó originalmente para controlar las convulsiones en los pacientes antes de que se inventara la medicación. Todavía no se sabe exactamente por qué ocurre esto, pero los investigadores creen que tiene algo que ver con que las neuronas se estabilizan más al regularse mejor las hormonas. Siguiendo este pensamiento algunos investigadores han notado que los pacientes con Alzheimer tienen una memoria mejorada y una función cognitiva incrementada cuando siguen una dieta cetogénica. Aún más importante es la investigación que muestra que las personas en todas las etapas de la demencia pueden beneficiarse al consumir una dieta cetogénica.

Muchos de los efectos adversos de la enfermedad de Parkinson pueden reducirse siguiendo la dieta cetogénica. En la enfermedad de Parkinson, las mitocondrias no producen energía para las células, que es su principal función en el cuerpo. La disfunción de las mitocondrias causa daños a las células nerviosas, e incluso puede causarles la muerte. Exactamente por qué una dieta de cetogénica ayuda a aliviar los síntomas de la enfermedad de Parkinson aún no se conoce completamente, pero los primeros resultados de las pruebas son prometedores.

Los seguidores de la dieta cetogénica reportan una reducción o eliminación de la incidencia de migrañas. Esto se debe probablemente a que la dieta cetogénica ayuda a estabilizar el azúcar en la sangre y ayuda a mejorar los niveles químicos en el cerebro que conducen a los dolores de cabeza por migraña.

Capítulo 3 Los beneficios para la salud de la Dieta Cetogénica

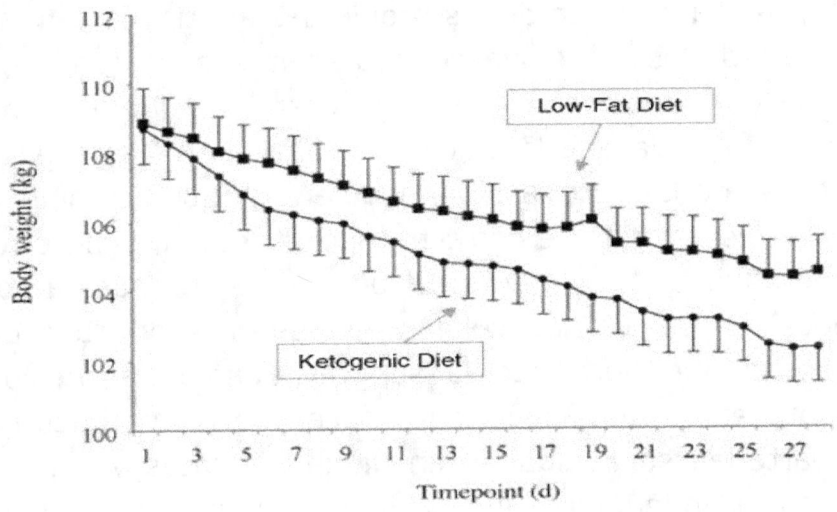

Estudios recientes en pacientes de cáncer han demostrado que la dieta cetogénica puede disminuir el tiempo de vida de las células tumorales y es útil para aumentar la tasa y la duración de la supervivencia en ratones de laboratorio con cáncer. Las células cancerosas son células anormales que funcionan mejor con un mayor consumo de glucosa. Esto se debe a que las células cancerosas están mutadas genéticamente y tienen mitocondrias disfuncionales. Mientras que el tejido sano prospera con las cetonas para obtener energía, las células cancerosas son incapaces de utilizar las cetonas. Y la presencia de cetonas en el cuerpo parece inhibir el crecimiento y la vida útil de las células cancerosas.

Seguir la dieta cetogénica puede ser un factor enorme para prevenir o reducir el riesgo de enfermedades cardiovasculares. El término Cardiovascular se refiere al corazón y al sistema circulatorio, las venas y las arterias. La mayoría de los problemas asociados con las enfermedades cardiovasculares comienzan con una condición conocida como aterosclerosis, que es una condición en la que la placa se acumula en las paredes internas de las arterias. Dondequiera que se acumule la placa, las arterias se estrechan por lo que la sangre no puede fluir tan fácilmente. La placa está compuesta por depósitos de calcio, células grasas y productos de desecho que flotan en la sangre. Cuando la presión sanguínea es demasiado alta, hace que las paredes de las arterias se adelgacen en algunos puntos y causan daños. Dondequiera que haya un punto dañado, un trozo de material flotante puede atascarse en la pared lateral de la arteria. Entonces otro pedazo se atasca, y otro, y eventualmente tienes acumulación de placa. Esto es peligroso por dos razones. Una, la acumulación de placa ralentizará el flujo de la sangre dificultando que los nutrientes y el oxígeno lleguen a todas las zonas del cuerpo. Además, estas formaciones de placa pueden eventualmente desprenderse y convertirse en una obstrucción en el corazón, causando un ataque cardíaco. Si se bloquea una arteria principal en el cuello pueden causar un derrame cerebral.

La dieta cetogénica puede ayudar a prevenir o reducir el riesgo de estos problemas y otros. La presión arterial alta es simplemente causada por el corazón que necesita trabajar más duro para bombear la sangre a través de todo el largo de venas y arterias en el cuerpo. A medida que las personas aumentan de peso sus cuerpos desarrollarán más arterias y venas para suministrar nutrientes y oxígeno a todas las partes del cuerpo. Entonces el corazón necesita bombear más fuerte para aumentar la presión sanguínea. La pérdida de peso aliviará gran parte de la tensión en el corazón para que no tenga que trabajar tan duro. Si la presión sanguínea no es demasiado alta no puede causar daños a las paredes de las arterias. Si no hay daño interno no hay lugar para que las células de la placa se queden, y así se alejan flotando hasta que el cuerpo las elimina. Además, pesar menos significa menos grasa y células de desecho flotando en la sangre, lo que causa una reducción de posibles células de placa.

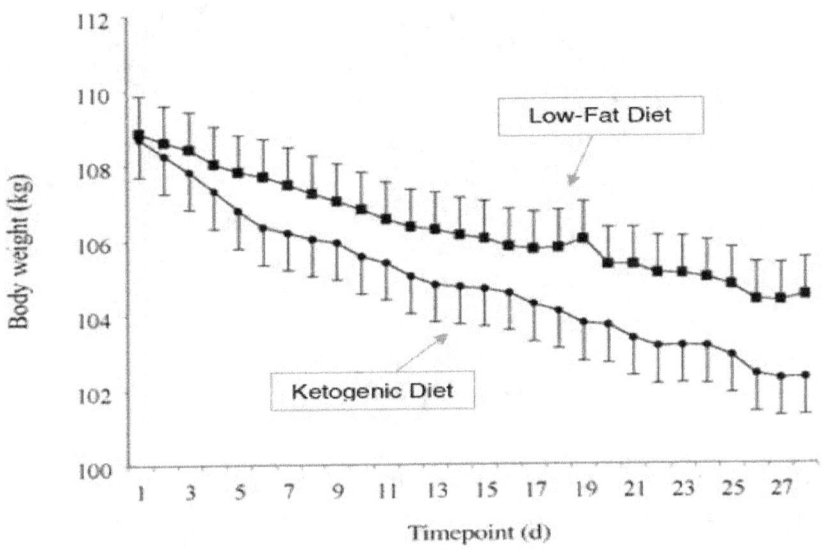

Otra cosa que los doctores miden para determinar la salud cardiovascular es tu colesterol en la sangre. Ellos verán varios números, incluyendo el colesterol total, el colesterol LDL que es el colesterol malo, el colesterol HDL que es el colesterol bueno, y tus triglicéridos. El número total incluye tanto el LDL como el HDL. El nivel de LDL mide el colesterol que es la principal fuente para crear bloqueos en las arterias. El nivel de HDL es el colesterol que ayuda a eliminar las sustancias malas de las arterias. Los triglicéridos son un tipo de grasa que se encuentra en la sangre y que son responsables de aumentar el riesgo de enfermedades cardíacas, especialmente en las mujeres.

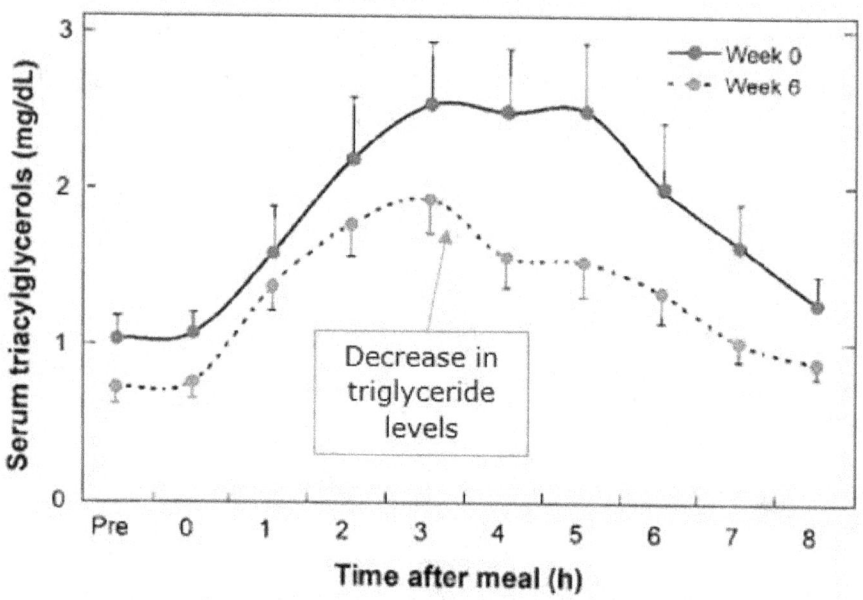

El sobrepeso es uno de los principales factores de riesgo de las enfermedades cardíacas. Además de causar lecturas de presión arterial alta, el exceso de peso lleva a aumentos en el nivel de colesterol LDL. Una dieta con alto contenido de grasas saturadas hará que tengas sobrepeso y que tengas presión arterial alta. Las grasas saturadas se encuentran principalmente en alimentos procesados, alimentos empanados fritos y productos horneados como pasteles y galletas. La dieta cetogénica elimina la dependencia de este tipo de alimentos y te ayudará a perder peso, reduciendo así el riesgo de enfermedades cardiovasculares. Y como el nivel de triglicéridos se debe principalmente al consumo de fructosa y otros excesos de carbohidratos, también debería responder positivamente a la dieta cetogénica baja en carbohidratos.

El cuerpo de todos tiene cierto nivel de inflamación. Los glóbulos blancos que corren a matar una infección es una forma de inflamación. Se convierte en algo malo cuando la inflamación ocurre cuando no hay presencia de enfermedad. El sobrepeso causa dolor en las articulaciones y los músculos del cuerpo, simplemente por la cantidad de peso que se ven obligados a llevar. Una libra de exceso de peso pone cuatro libras de presión en la articulación de la rodilla. Cuando el cuerpo siente dolor en una articulación o un músculo, envía glóbulos blancos para combatir la enfermedad imaginada. Esto causa inflamación en el cuerpo, lo que resulta en más dolor, que envía más glóbulos blancos y causa más inflamación. Perder peso virtualmente eliminará la inflamación en el cuerpo. Ciertos alimentos, en particular los alimentos ricos en carbohidratos, también provocarán un aumento de la inflamación. Como los carbohidratos se mantienen bajos en la dieta cetogénica, esto ayudará a aliviar la inflamación del cuerpo. La disminución de inflamación en el cuerpo también ayudará a eliminar el síndrome de intestino irritable, la psoriasis, el eccema, la artritis y el acné.

La dieta cetogénica mejorará enormemente la función y la salud de los riñones. La gota y los cálculos renales son causados principalmente por una elevación de ciertas sustancias en la orina que crean ácido úrico. Estas sustancias incluyen los niveles de fósforo y calcio que pueden aumentar por el consumo de azúcar y carbohidratos en exceso y por el sobrepeso. Y, sí, las mujeres también pueden tener gota y cálculos renales. El nivel de ácido úrico en los riñones subirá brevemente al mismo tiempo que las cetonas empiezan a subir, pero luego el nivel disminuirá y permanecerá bajo mientras sigas la dieta cetogénica.

Los alimentos a base de granos y las verduras que crecen en la tierra junto con los alimentos azucarados y los alimentos procesados elevarán el nivel de ácido en el estómago y aumentarán la probabilidad de desarrollar acidez y reflujo ácido. La acidez estomacal y el reflujo gástrico ocurren cuando el ácido del estómago vuelve al esófago, el tubo muscular que lleva la comida de la boca al estómago. Cuando tragas comida hay una banda apretada de músculos llamada esfínter esofágico que va alrededor de la parte inferior del esófago y que se relajará lo suficiente como para permitir que la comida fluya hacia el estómago. Cuando el esfínter es bombardeado constantemente por el exceso de ácido del estómago, los músculos comenzarán a debilitarse y no se cerrarán adecuadamente para evitar que el ácido del estómago regrese al esófago. Con el tiempo, este ácido erosionará el revestimiento del esófago. Consumir una dieta baja en calorías mejorará los síntomas del

Capítulo 3 Los beneficios para la salud de la Dieta Cetogénica

reflujo de ácido y ayudará a aliviar la inflamación del estómago y el esófago.

Una dieta alta en carbohidratos también es una causa de problemas de la vesícula biliar, incluyendo cálculos biliares. Un cálculo biliar es un depósito duro de líquido del tubo digestivo que se crea en la vesícula biliar. La función de la vesícula biliar es liberar bilis en el intestino delgado para ayudar a digerir los alimentos. Los cálculos biliares pueden ser causados cuando el hígado produce mucho más colesterol del que la vesícula biliar puede disolver con la bilis. El exceso de colesterol que no llega al flujo sanguíneo y se convierte en parte de los depósitos de grasa en el cuerpo se endurece en cristales que finalmente se forman en los cálculos. Comer más grasa dietética ayudará a la vesícula biliar a limpiarse y ayudará a prevenir la formación de cálculos biliares.

Seguir la dieta cetogénica puede ser un factor para mejorar la fertilidad de una mujer. El Síndrome de Ovarios Poliquísticos puede tratarse eficazmente siguiendo una dieta baja en carbohidratos, ya que una dieta alta en carbohidratos puede conducir a la obesidad, al acné y a períodos menstruales más largos. Y la dieta de cetogénica que hace hincapié en la dependencia de las grasas y las proteínas ayuda a mantener los niveles de azúcar en la sangre más bajos y estables, lo que a su vez ayudará a estabilizar los niveles hormonales de la mujer.

Tal vez el mejor beneficio general de la dieta cetogénica es su efecto general en la salud del cuerpo. Seguir la dieta cetogénica reducirá tu peso lo que aliviará la obesidad y eso a su vez eliminará el síndrome metabólico y la diabetes de tipo 2. El síndrome metabólico se produce cuando el cuerpo se vuelve resistente a la insulina. Recuerda que el cuerpo produce insulina para guiar el azúcar en la sangre hacia las células. Cuando el cuerpo produce demasiada insulina con demasiada frecuencia, las células comenzarán a ignorar la presencia de la insulina. Esto hará que el cuerpo almacene el exceso de azúcar en la sangre como grasa en el cuerpo, particularmente alrededor del área del estómago. Esto se conoce como síndrome metabólico. La dieta cetogénica obligará al cuerpo a utilizar estos depósitos de grasa y ayudará a que la producción de insulina del cuerpo vuelva a los niveles normales. Y las proteínas de la dieta ayudarán a evitar que los músculos se erosionen y te darán músculos más fuertes que los de una dieta alta en carbohidratos. La reducción de obesidad también ayudará a disminuir la presión arterial y los índices de colesterol.

Las personas que siguen una dieta cetogénica naturalmente comerán menos alimentos porque las grasas y las proteínas les permitirán sentirse llenos durante más tiempo que los carbohidratos. Y reducir el consumo general de calorías ayudará a disminuir los índices de obesidad y enfermedades. Las cetonas son un método más eficiente de energía para que el cuerpo las use como combustible. Al eliminar la mayoría de los carbohidratos de la dieta se eliminará el mayor estimulador de producción de insulina de la dieta. Todos estos factores abordarán las principales causas de la mayoría de las enfermedades crónicas, que son la acumulación de exceso de grasa, la inflamación general y la resistencia al uso de insulina. Como mínimo, disfrutarás de una mejora en la apariencia general de tu cuerpo, una reducción del dolor por inflamación en el cuerpo, más energía y un mayor impulso en la función cerebral. Y estas son todas las mejoras que la dieta cetogénica puede darte.

Capítulo 4: Las mujeres en la dieta Cetogénica y los desafíos que enfrentan

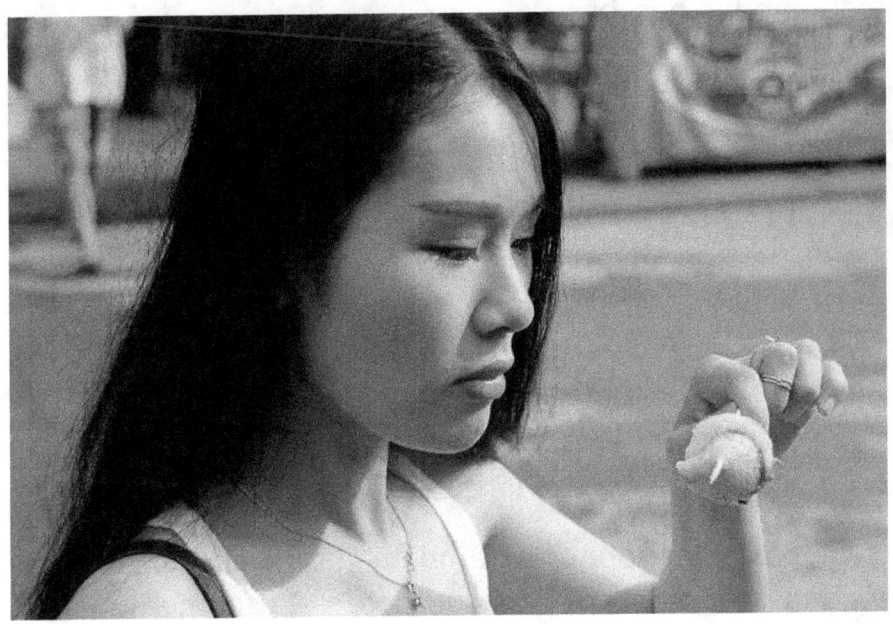

Las mujeres que buscan una forma rápida y eficaz de perder el exceso de peso, controlar los altos niveles de azúcar en la sangre, reducir las inflamaciones generales y mejorar la energía física y mental, harán todo lo posible por seguir un plan de dieta cetogénica. Pero hay consideraciones especiales que las mujeres deben tener en cuenta cuando empiezan la dieta cetogénica.

Todas las mujeres saben que es mucho más difícil para las mujeres perder peso que para los hombres. Una mujer vivirá con una dieta de nivel de hambre y ejercicio como un triatleta y sólo perderá cinco libras. Un hombre dejará de ponerle aderezo a su ensalada y perderá 20 libras. No es justo. Pero podemos culpar al hecho de que somos mujeres. Las mujeres, naturalmente, se sitúan más entre ellas y la pérdida de peso que los hombres.

El mero hecho de que seamos mujeres es el mayor factor que contribuye a la razón por la que nos resulta difícil perder peso. Ya que nuestros cuerpos siempre piensan que necesitan estar preparados para la posibilidad de un embarazo, las mujeres naturalmente tendrán más grasa corporal y menos masa en nuestros músculos que los hombres. Las células musculares queman más calorías que las células grasas. Así que como somos mujeres, siempre perderemos peso más lentamente que los hombres.

Estar en la menopausia también hará que las mujeres añadan más libras a sus cuerpos, especialmente en la mitad inferior del cuerpo. Después de la menopausia, el metabolismo de la mujer se desacelera de forma natural. Sus niveles hormonales disminuirán. Estos dos factores por sí solos causarán un aumento de peso en la mujer postmenopáusica.

Las mujeres son un producto directo de sus hormonas. Los hombres también tienen hormonas, pero no las que tenemos nosotros, que regulan todas las funciones de nuestro cuerpo. Y las hormonas en las mujeres fluctuarán alrededor de sus hábitos diarios como la falta de sueño, malos hábitos alimenticios y ciclos menstruales. Estas hormonas hacen que las mujeres tengan antojo de dulces en el momento en que tienen sus períodos. Estos antojos arruinarán cualquier plan de dieta. Mantenerse fiel al plan cetogénica es un desafío en ese momento debido al intenso anhelo de dulces y carbohidratos. Además, tener el período a menudo te hará sentir y parecer hinchada debido al agua que tu cuerpo retiene durante este tiempo. Y tener calambres te hace más tentada a coger una bolsa de galletas que un plato de bistec y ensalada.

Debido a que somos mujeres, podemos experimentar desafíos en la dieta cetogénica que los hombres no enfrentarán por ser hombres. Uno de estos desafíos es tener un estancamiento en pérdida de peso o incluso experimentar un aumento de peso. Esto puede suceder debido a la influencia de las hormonas en la pérdida de peso en las mujeres. Si esto sucede, querrás aumentar tu consumo de grasas buenas como el ghee, la mantequilla, los huevos, el aceite de coco, la carne, los aguacates y el aceite de oliva. Cualquier alimento que se cocine o se prepare con aceite debe prepararse en aceite de oliva o de aguacate.

También se puede usar aceite de MCT. MCT significa triglicéridos de cadena media. Es una forma de ácido graso que está saturado y tiene muchos beneficios para la salud. El MCT puede ayudar con muchas funciones del cuerpo, desde la pérdida de peso hasta la mejora de la función cerebral. Los TCM no se encuentran en la típica dieta americana porque se nos ha dicho que las grasas saturadas son dañinas para el cuerpo, y como grupo lo son. Pero ciertas grasas saturadas, como los MCT, son realmente beneficiosas para el cuerpo, especialmente cuando provienen de buenos alimentos como la carne de vacuno o el aceite de coco. Son más fáciles de digerir que la mayoría de las otras grasas saturadas y pueden ayudar a mejorar la función cardíaca y cerebral y a prevenir la obesidad.

Muchas mujeres que siguen una dieta cetogénica lucharán contra los desequilibrios hormonales. En la dieta cetogénica no se depende de la reducción de calorías para perder peso, sino del efecto de los alimentos en las hormonas. Así que cuando las mujeres comienzan la dieta cetogénica, cualquier problema que ya tengan con sus hormonas será destacado y puede causar que la mujer se dé por vencida antes de que realmente comience. Recuerda siempre que la dieta cetogénica es responsable de limpiar el sistema primero para que el cuerpo pueda responder fácilmente a los maravillosos efectos que una dieta cetogénica tiene que ofrecer.

No intentes trabajar para conseguir el cuerpo delgado que muchos hombres practican. Es mejor para la función general que las mujeres se mantengan entre el 22 y el 26 por ciento de grasa corporal. Nuestras hormonas funcionarán mejor en este rango y no podemos funcionar sin nuestras hormonas. Las mujeres que son muy delgadas, como las gimnastas y las atletas extremas, encontrarán que sus hormonas ya no funcionan o funcionan a un ritmo menos que óptimo. Y recuerda que el peso ideal puede no ser el peso adecuado para ti. Muchas mujeres descubren que rinden al máximo cuando están en su peso feliz. Si te encuentras luchando contigo misma para perder los últimos kilos que crees que necesitas perder para tener el cuerpo perfecto, entonces puede que no valga la pena. La lucha afectará a tu función hormonal. Seguir cuidadosamente la dieta cetogénica le dará tiempo a tus hormonas para estabilizarse y regularse de nuevo a su función normal anterior a la obesidad.

Como cualquier otro plan de dieta, la Dieta cetogénica funcionará mejor si estás activa. El ejercicio regular permitirá al cuerpo fortalecer y tonificar los músculos y ayudará a trabajar el exceso de reservas de grasa. Pero el ejercicio requiere energía para lograrlo. Si restringes demasiado tu consumo de carbohidratos, es posible que no tengas la energía necesaria para ser físicamente capaz de terminar tu día y aun así poder mantener una rutina de ejercicios. Es posible que tengas que añadir más carbohidratos a tu dieta a través de la práctica del ciclo de carbohidratos.

Como mujer sabes que a veces tus emociones sacan lo mejor de ti. Esto es cierto con tu cuerpo, como bien sabes, y puede ser una razón importante por la que las mujeres encuentran extremadamente difícil a veces perder peso de la manera en que quieren perderlo. Se nos ha hecho creer que no sólo podemos hacerlo todo, sino que debemos hacerlo todo. Esto le da a muchas mujeres niveles innecesarios de presión y puede hacer que se dediquen a la alimentación emocional. Algunas mujeres pueden haber disminuido sus sentimientos de autoestima y pueden sentir que no tienen derecho a los beneficios de la dieta cetogénica, y recurrir a la comida alivia los sentimientos de insuficiencia que tratamos de ocultar al mundo.

Cuando se realiza la misma actividad durante un largo período de tiempo se convierte en un hábito. Cuando coges la bolsa de papas fritas o el pote de helado cuando estás enojada, molesta o deprimida, entonces tu cerebro eventualmente te dirá que tomes la comida cuando sientas una emoción con la que no quieras lidiar. La comida actúa como una manta de seguridad contra el mundo exterior. Puede ser necesario abordar cualquier problema emocional extremo que esté teniendo antes de comenzar la dieta cetogénica, para que esté más segura del éxito.

El acto básico de mantenerse en la dieta cetogénica puede ser muy desafiante para algunas mujeres. Muchas mujeres ven el comienzo de una nueva dieta para perder peso como un castigo por el sobrepeso. Puede valer la pena que trabajes para cambiar tu forma de pensar si te sientes así. Tal vez necesites recordarte a ti misma diariamente que la dieta cetogénica no es un castigo sino una bendición para tu cuerpo. Dile que no te niegas ciertos alimentos porque no puedas comerlos, sino porque no te gusta la forma en que esos alimentos hacen sentir a tu cuerpo. No veas a otras personas comiendo su dieta alta en carbohidratos y compadécete de ti misma. En cambio, compadécete de las personas que se han atrapado en una dieta alta en calorías y no están experimentando los beneficios que tú estás experimentando.

Y durante los primeros treinta días, elimina todos los edulcorantes, incluso los no azucarados que están permitidos en la dieta cetogénica. Aunque pueden hacer que la comida sepa mejor, también le recuerdan a tu cerebro que necesita alimentos dulces cuando en realidad no los necesita. Eliminarlos durante al menos treinta días romperá el ciclo en el que tu cuerpo ha caído y reducirá los antojos de dulces en tu dieta.

Es muy posible que las mujeres tengan éxito con la dieta cetogénica si están preparadas para seguir unos simples ajustes que harán que la dieta se vea diferente a la que tu pareja masculina podría estar comiendo, pero eso te hará tener éxito a largo plazo.

Durante las primeras semanas necesitarás consumir más grasa de la que un hombre podría necesitar. Hacer esto tendrá tres efectos importantes en tu cuerpo. Primero causará que tus mitocondrias intensifiquen su aceptación de tu nueva forma de encontrar energía. Las mitocondrias son organismos diminutos que se encuentran en las células y son responsables de usar el combustible que la insulina trae a la célula como combustible para la misma. Incrementar la ingesta de grasa también ayudará a asegurarte de que estás recibiendo suficientes calorías en tu dieta diaria. Esto es importante porque si tu cuerpo cree que está pasando hambre, empezará a conservar calorías y dejará de perder peso.

El tercer beneficio de comer más grasa, y quizás el más importante, es el impulso psicológico que obtendrás al ver que puedes comer más grasa y aun así perder peso y sentirse bien. También restablecerá la mentalidad que antes tenías contra la grasa. Durante mucho tiempo se nos ha dicho que la única forma de perder peso es con poca grasa. Pero la ausencia de grasa en la dieta llevará a comer en exceso y a los atracones por una sensación de privación. Cuando empiezas la dieta permitiéndote comer mucha, o demasiada grasa, en tu mente, entonces giras el péndulo hacia el otro lado de la balanza de la grasa donde corresponde. Te enseñas a ti misma que la grasa puede ser buena para ti. Aumentar la ingesta extra de grasas no debe durar más allá de la segunda semana de la dieta. Tu cuerpo mejorará su capacidad para crear y quemar cetonas y grasa corporal, y entonces empezarás a usar tu propia grasa corporal como combustible y podrás empezar a reducir tu dependencia de la grasa dietética un poco para que empieces a perder peso.

La dieta de cetonas es naturalmente más baja en calorías si se siguen los niveles recomendados de ingesta de alimentos. No es necesario tratar de restringir tu ingesta de calorías aún más. Todo lo que necesitas hacer es comer sólo hasta que estés llena y ni un bocado más. Además de perder peso, el objetivo de la dieta cetogénica es volver a entrenar a tu cuerpo para que funcione correctamente. Necesitarás aprender a confiar en tu cuerpo y en las señales que envía para poder reajustarte a una forma adecuada de comer. Así que no sientas que necesitas consumir cada bocado en tu plato. Si tener sobras te molesta, entonces sólo ajusta una porción para que cada persona la consuma y no más. Los sistemas de tu cuerpo se regularán adecuadamente por sí mismos, incluyendo la ingesta de alimentos. Dale a la dieta cetogénica la oportunidad de funcionar adecuadamente.

El punto principal de la dieta cetogénica es ayudar a tu cuerpo a quemar grasa. El ayuno también te ayudará a quemar grasa. A menudo es beneficioso combinar el ayuno con la dieta cetogénica para obtener los mejores beneficios posibles de tu nuevo estilo de vida y los cambios que has hecho. La combinación de un plan de dieta cetogénica junto con un ayuno regular sobrecargará tus esfuerzos e impulsará tu pérdida de peso de manera significativa (por esta razón te recomiendo que revises en Amazon mi libro "*Ayuno Intermitente para Mujeres - cómo promover la pérdida de peso a través de la autofagia, rejuvenecer tu cuerpo y mente, prevenir la diabetes y vive saludablemente: Guía completa paso a paso*").

No sientas que siempre tiene que ser muy estricta contigo misma negándote cualquier pequeño capricho. Cíñete a la dieta cetogénica lo más posible durante las primeras cuatro semanas, y después de eso date permiso para fallar de vez en cuando. Después de que pases las primeras cuatro semanas, habrás llegado. Tu cuerpo es ahora una verdadera máquina de quemar grasa. Las mitocondrias de tus células han aceptado el hecho de que su energía ahora proviene de la grasa en lugar del azúcar. Así que disfrutar de esa pequeña galleta con tu hijo no va a descarrilar completamente tu dieta y todo tu éxito. La idea es enseñar al cuerpo que es capaz de hacer un poco de trampa y volver al camino sin problemas. Es la habilidad de vivir en el mundo real y vivir como una persona "normal". Descubrirás que te recuperarás de tu pequeño momento de disfrute. Pero nunca lo veas como una trampa. Es sólo una forma de vivir normalmente. Estarás bien.

Aunque está bien darse un pequeño capricho, es importante tener cuidado con la posibilidad de que los carbohidratos vuelvan a entrar en la dieta. Si has estado bien y de repente te das cuenta de que tu pérdida de peso se ha detenido, examina las cosas que has estado comiendo. Es muy fácil que los carbohidratos vuelvan a entrar en la dieta, especialmente en forma de nueces, frutas, condimentos y salsas. Es muy fácil consumir demasiados carbohidratos simplemente comiendo unas pocas nueces extra como bocadillo o añadiendo demasiada salsa a algo que estás comiendo.

Y no caigas en la trampa de restringir tus proteínas. La proteína es a menudo el primer alimento que se cae del plato cuando las mujeres no experimentan una rápida pérdida de peso en la dieta cetogénica. Múltiples búsquedas en Internet recomendarán que bajes tu consumo de proteínas a un nivel comparable a tu consumo de carbohidratos. Haciendo eso significará que vivirás con nada más que grasa y puede que incluso empieces a ganar peso. Demasiadas proteínas en la dieta pueden obstaculizar la cetosis, pero existe la posibilidad de no consumir suficientes proteínas en la dieta. Y las mujeres generalmente comen menos proteínas que los hombres, de todos modos. La introducción rápida de tu cuerpo en la cetosis no tiene sentido si tu cuerpo está consumiendo su propia masa muscular para sobrevivir. Y eso es exactamente lo que hará. El cuerpo necesita una cierta cantidad de ingesta de proteínas para sobrevivir. Si no consumes suficientes proteínas para los procesos del cuerpo, éste se dirigirá a sus propios músculos en busca de proteínas. Perderás masa muscular y eventualmente comenzarás a ganar peso.

Mientras te aseguras de comer suficientes proteínas, puede ser una buena idea añadir un poco de entrenamiento con pesas a tu rutina diaria. El entrenamiento con pesas te ayudará a construir masa muscular y eso te ayudará a aumentar la velocidad a la que trabaja tu metabolismo. Un metabolismo más rápido quemará la grasa más rápidamente, y la masa muscular quemará más calorías que la grasa. El levantamiento de pesas no tiene por qué ser una tarea inmensa. Cinco a diez minutos dos o tres veces por semana será suficiente al principio. La clave es levantar un peso que sea lo suficientemente pesado como para causar un fallo muscular. Esto significa que después de levantar el peso durante diez o quince veces, varias repeticiones, eres físicamente incapaz de levantar el peso una vez más. A esto se le llama fallo muscular y es necesario para ser capaz de construir músculos. El músculo se desgarrará ligeramente y liberará toxinas. Cuando el músculo se cure, será más fuerte y más grande. No te preocupes; no te crecerán grandes músculos como Popeye.

Debes asegurarte de dormir lo suficiente. Sé que es común que las mujeres se queden hasta tarde o se levanten temprano para "hacer más", pero esto funcionará en tu contra. Estás forzando tu cuerpo de una manera que no se ha hecho en mucho tiempo. Necesita una cantidad adecuada de descanso para reconstruirse y prepararse para el día siguiente. Y durante las dos o tres primeras semanas, a medida que tu cuerpo entra en cetosis, te sentirás más somnolienta y cansada que nunca, excepto quizás durante el embarazo. Este período pasará eventualmente pero mientras tanto dale a tu cuerpo lo que realmente necesita en forma de siete a nueve horas de sueño cada noche.

Seguir una dieta de cetogénica puede traer numerosos beneficios al cuerpo, pero debe hacerse de la manera correcta. Las mujeres tienen menos espacio para cometer errores en la dieta que los hombres. Necesitarás encontrar el plan cetogénica que funcione mejor para ti y estar preparada para seguirlo. Ninguna versión es correcta para todos, incluso los hombres siguen diferentes versiones de la dieta cetogénica. Definitivamente es un proceso de aprendizaje para encontrar la combinación de alimentos que te hará perder peso y sentirte mejor. Ten paciencia y escucha a tu cuerpo y verás que tendrás éxito.

Capítulo 5: Ayuno, Ciclo de Carbohidratos, y Planes Cetogénicos

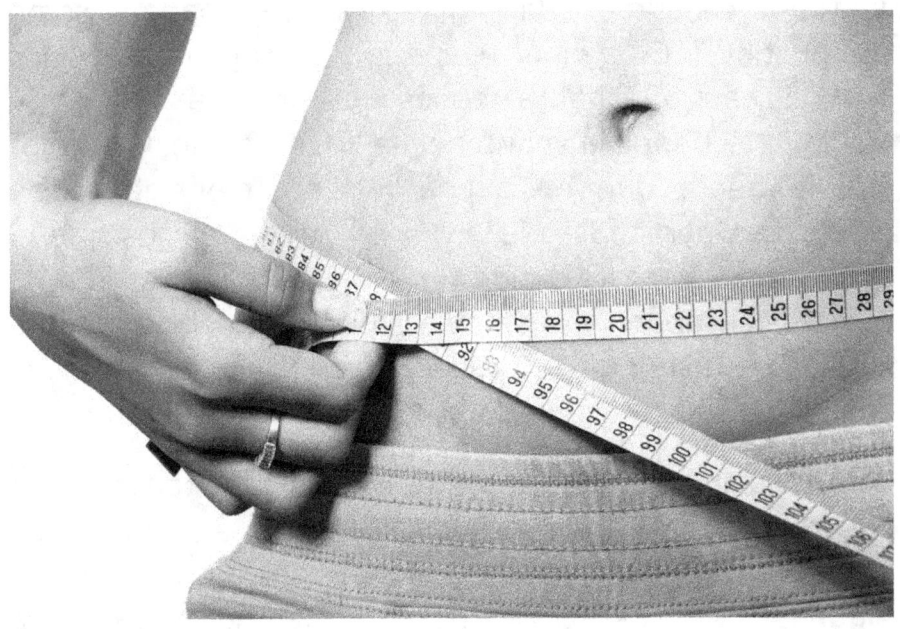

Es importante al decidir embarcarse en una forma de vida más saludable conocer todos los elementos que te ayudarán a tener éxito. Una de estas cosas útiles por hacer cuando se está en una dieta cetogénica es el ayuno, o ayuno intermitente como se conoce más comúnmente ahora. Añadir el ayuno intermitente a tu plan de dieta cetogénica te dará un doble golpe contra el exceso de peso y la grasa corporal. Emparejarlos juntos convertirá tu cuerpo en una intensa máquina de quemar grasa.

El ayuno intermitente definitivamente aumentará tu potencial para perder peso. El ayuno por sí mismo acelerará la pérdida de peso, pero al combinarlo con la dieta cetogénica te da lo mejor de ambos mundos. Ayunar sólo significa quedarse voluntariamente sin comida, y hacer esto puede aumentar el tiempo que el cuerpo consume la grasa almacenada como combustible. El ayuno te permitirá consumir menos comidas, así que habrá menos que preparar. La gente que ayuna tiende a mantener la masa muscular mejor que la gente que no ayuna incluso mientras pierde grasa. Las personas que viven en países en los que el ayuno es la norma, tienden a vivir mucho más tiempo, como en Japón y la India. El ayuno intermitente ayudará a disminuir la presión arterial y a aumentar el control del cuerpo sobre la producción de insulina.

Para utilizar el ayuno intermitente, primero tendrás que elegir tu ventana de comida. Este es el período de tiempo en el que consumirás todas las calorías del día. Algunas personas ayunan durante dieciséis horas cada día y consumen todas sus calorías diarias en un período de ocho horas. Esto se llama el método de ayuno 16:8. A algunas personas les gusta hacer un ayuno de veinticuatro horas una o dos veces por semana. Otra forma de ayunar se conoce como el método 5:2, en el que se comen sólo unas quinientas calorías dos días a la semana, sin que sean días consecutivos, y se sigue una dieta normal los otros cinco días de la semana. Independientemente de cuando elijas el ayuno, debes recordar que sólo debes consumir la cantidad de comida requerida para el día y no más. Y debes recordar mantenerte bien hidratada. Cualquiera de estos métodos de ayuno funcionará bien para las mujeres.

Cuando se utiliza el método 16:8, se ayuna durante dieciséis horas todos los días y se consume el total de todas las calorías durante un período de ocho horas, por lo general desde las once de la mañana hasta las siete de la noche o desde el mediodía hasta las ocho de la noche. Este es a menudo considerado el método más fácil porque estarás durmiendo durante al menos siete horas del ayuno de dieciséis horas, y muchas personas no tienen hambre para el desayuno justo cuando se despiertan de todos modos. Usar el método 5:2 significa que comerás normalmente durante cinco días cada semana, y luego consumirás sólo quinientas calorías en los otros dos días de la semana, y no serán días consecutivos. El ayuno de veinticuatro horas significa que no se consumirá ningún alimento durante veinte horas una o dos veces por semana.

El ciclo de carbohidratos puede ser muy útil para algunas personas que siguen una dieta cetogénica. Ser estricto con una dieta baja en carbohidratos puede ser algo difícil para la mente y el cuerpo, especialmente cuando se hace durante mucho tiempo. Dado que la mayoría de las personas tienen tanto éxito con la dieta cetogénica tienden a seguirla a largo plazo, el ciclo de carbohidratos es una forma permitida de casi hacer trampa y seguir siendo fiel a la dieta y mantener el cuerpo en un estado de cetosis.

Básicamente, el ciclo de carbohidratos es sólo una forma de planificar la alteración de la ingesta de carbohidratos para evitar que el cuerpo experimente un estancamiento en su viaje de pérdida de peso. También ayudará a mantener el rendimiento metabólico junto con un buen rendimiento durante el ejercicio. El ciclo de carbohidratos es una estrategia planificada de nutrición de alto nivel y agresiva. Es muy a menudo utilizado por los atletas que siguen una dieta cetogénica. El propósito del ciclo de carbohidratos es programar un incremento en el consumo de carbohidratos para dar el máximo beneficio cuando se necesita y restringir los carbohidratos más estrictamente cuando no se necesitan.

Hay muchas formas diferentes de usar el ciclo de carbohidratos. La clave es elegir el enfoque que mejor se adapte a las necesidades individuales.

- **Niveles de grasa corporal**. Con este método, realizarás un ciclo en días de carbohidratos más frecuentes cuando alcances el nivel deseado de inclinación. O tu objetivo de pérdida de peso deseado.
- **Necesidades de entrenamiento**. Cuando participas en una sesión de entrenamiento realmente extenuante, comerás más carbohidratos dependiendo de la duración o la intensidad de la sesión.
- **Competencias o eventos especiales**. Los atletas, en particular los triatletas o maratonistas, se cargarán de carbohidratos justo antes de un

evento para proporcionar energía y justo después del evento para proporcionar combustible de recuperación. Muchos fisiculturistas que compiten en competencias físicas harán lo mismo.
- **Refeeds.** Alguien con una dieta estricta baja en calorías que intenta alcanzar un objetivo en particular en un corto período de tiempo hará de uno a tres días de alta ingesta de carbohidratos para reabastecer el cuerpo.
- **Días de descanso y entrenamiento.** Muchos atletas comerán menos carbohidratos en los días de descanso y más en los días de entrenamiento.
- **Composición de los objetivos del cuerpo.** Algunas personas restringen los carbohidratos para hacer dieta y luego los vuelven a añadir cuando intentan desarrollar su cuerpo de cierta manera.

No es necesario ser un atleta profesional para participar en el ciclo de carbohidratos. Definitivamente, si has añadido ejercicio a tu nuevo estilo de vida, deberías considerar alguna forma de ciclo de carbohidratos para asegurarte de que tu cuerpo tenga suficiente energía para funcionar bien. No tiene sentido hacer un ejercicio si no tienes la energía para hacerlo correctamente. Y en la vida de una mujer, completar las tareas diarias puede ser tan agotador como completar una rutina de ejercicios. En los días en los que tienes una agenda más llena de lo normal, deberías considerar el ciclo de carbohidratos. Puede retrasar un poco la pérdida de peso, pero no tiene sentido ser delgada y poco saludable. Además, nadie se volvió obeso de la noche a la mañana y nadie se volverá delgado de la noche a la mañana. En los días en los que comas más carbohidratos, comerás un poco menos de grasa. Tu consumo de proteínas siempre será el mismo.

Los días que se reservan para una mayor ingesta de carbohidratos no deben ser considerados como días de trampa. Son días programados de reabastecimiento para aprovechar los días de mayor actividad física. En los días en que se disfruta de un entrenamiento intenso o en los que se entrena para un evento específico, el ciclo de carbohidratos le dará a tu cuerpo combustible para quemar junto con la grasa consumida y le permitirá mantener las proteínas consumidas para ayudar a construir y alimentar la masa muscular. Si sólo te relajas o tienes un día normal, no hay necesidad de añadir más carbohidratos a tu dieta porque se convertirán en grasa corporal. Esto también se aplica a los días en que tu rutina de ejercicios es de baja intensidad, como tomar una clase de yoga o una sesión de jogging.

Al decidir seguir un plan de dieta cetogénica, también es importante decidir primero cuál es el plan a seguir. Hay cuatro tipos de dieta cetogénica que se siguen con mayor frecuencia. El plan más popular es la dieta cetogénica estándar. En este plan comerás una dieta que es setenta y cinco por ciento de grasa, veinte por ciento de proteína, y sólo cinco por ciento de carbohidratos. En la dieta cíclica cetogénica consumirás una dieta de más carbohidratos durante los momentos de mayor cantidad de carbohidratos y menores cantidades de carbohidratos en otros días. El plan cetogénico objetivo te permitirá añadir carbohidratos para consumir en tus entrenamientos. La dieta alta en proteínas es bastante parecida a la dieta cetogénica estándar pero tiene un mayor consumo de proteínas en un treinta y cinco por ciento, con la dieta consumiendo sesenta por ciento de grasa y cinco por ciento de carbohidratos. Notarás que las versiones cíclica y dirigida tienen incorporado el ciclo de carbohidratos, aunque el ciclo de carbohidratos puede ser fácilmente usado con los otros dos métodos.

Cualquier plan que elijas seguir y si planeas añadir el ciclo de carbohidratos y/o el ayuno intermitente depende totalmente de ti. Y eso es parte de la belleza de la dieta cetogénica, que puede ser adaptada a tus necesidades, dentro de lo razonable. Por supuesto que no te permitirá seguir comiendo dulces o carbohidratos ilimitados a los que estás acostumbrado, pero te permitirá cierta flexibilidad para poder crear un plan de estilo de vida que se ajuste totalmente a tus necesidades. No tengas miedo de experimentar con los diferentes planes, con el ciclo de carbohidratos y con el ayuno. Si descubres que algo no funciona para ti, entonces deja de hacerlo. Mientras sigas la dieta cetogénica, el ciclo de carbohidratos y el ayuno son herramientas adicionales que puedes usar para maximizar tu pérdida de peso. Pero esta es tu dieta y necesitas organizarla para que se adapte a ti y a tu vida o nunca funcionará para ti, no importa cuánto lo intentes.

Si quieres saber más sobre el ayuno intermitente, consulta mi libro en Amazon ("*Ayuno Intermitente para Mujeres - cómo promover la pérdida de peso a través de la autofagia, rejuvenecer tu cuerpo y mente, prevenir la diabetes y vive saludablemente: Guía completa paso a paso*").

Capítulo 6: Qué comer en la dieta Cetogénica

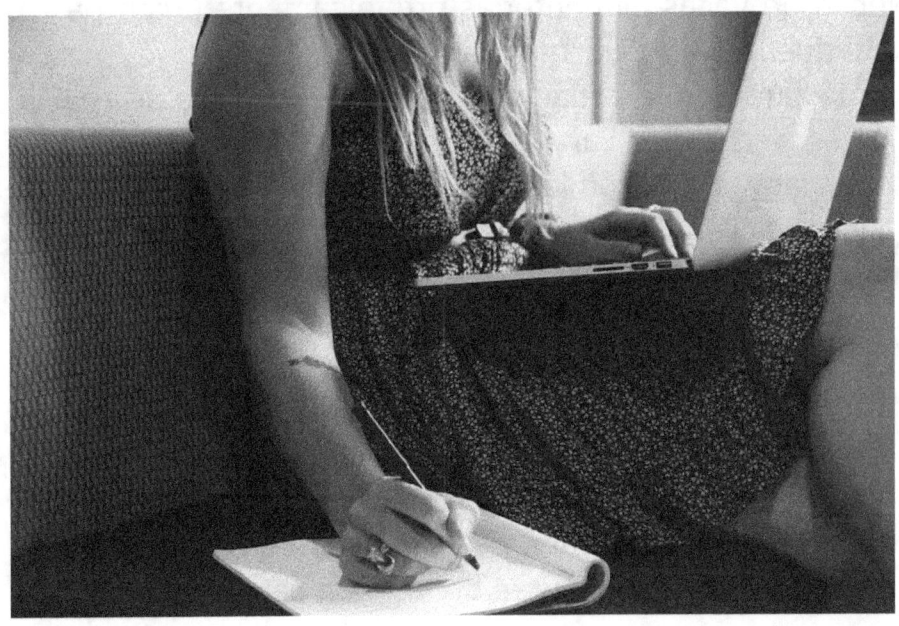

Así que al pensar en los alimentos que están permitidos en la dieta cetogénica y el hecho de que estarás renunciando a tus golosinas azucaradas y restringiendo severamente tu ingesta de carbohidratos, probablemente estés pensando que la dieta cetogénica es la dieta más restrictiva de la historia. Pero en realidad no lo es. Incluso con las restricciones de carbohidratos hay muchos carbohidratos de buen sabor que están permitidos en la dieta. Muchas de las opiniones sobre la dieta cetogénica insistirán en que sólo debes comer vegetales orgánicos, carne alimentada con pasto y usar mantequilla y ghee hecho de la leche de vacas alimentadas con pasto. Los huevos deben provenir de pollos alimentados con alimentos orgánicos y todos los peces deben ser capturados en forma silvestre. El queso también debe ser hecho de la leche de vacas alimentadas orgánicamente o con pasto. Aunque este es un alimento en su forma más pura y sería bueno que todos nos apegáramos a estas reglas, no es necesario. Para empezar, este tipo de comida es más cara que la comida normal. Puede ser más difícil de conseguir en la tienda de comestibles, sobre todo si vives en una zona rural que puede no tener una tienda de alimentos especiales. Y aunque las grandes cadenas y los grandes almacenes hacen lo posible por ofrecer una mayor variedad de alimentos orgánicos, su selección no siempre es la mejor. Comerás bastante bien y perderás peso sin problemas comiendo los mismos tipos de alimentos que otras personas, siempre y cuando sigas las pautas de la dieta cetogénica.

Dicho esto, ¿qué alimentos se comen en la dieta cetogénica? Hay muchos alimentos diferentes que están permitidos en la dieta cetogénica, tantos que no debes aburrirte con tus elecciones de alimentos.

En el mostrador de carnes, cualquier carne de vaca, pollo, pavo o cerdo está completamente permitida porque estos alimentos no son carbohidratos y satisfarán tus necesidades de proteínas y algunas de tus necesidades de grasa. Como nadie quiere sentarse a masticar una barra de mantequilla, es importante que las proteínas que elijas satisfagan también tus necesidades de grasa en tu dieta diaria. Al elegir los cortes de carne vacuna, debes alejarte de los cortes magros e ir a por los que tienen más grasa en ellos, lo que se traduce en grasa dietética, aunque toda la carne tiene algún contenido de grasa. Un filete de solomillo de tres onzas muy magro tiene treinta y nueve gramos de proteínas y cinco gramos y medio de grasa. Un filete mignon de tres onzas tiene treinta y tres gramos de proteínas y doce gramos de grasa dietética. El ojo de bife es probablemente el filete con mayor contenido de grasa con treinta y ocho gramos de grasa y treinta gramos de proteína. Como la porción de grasa de la dieta es más alta en total que la parte de proteína, es necesario ir por los cortes más grasos de la carne. El pollo de carne oscura tendrá un mayor contenido de grasa que el pollo de carne blanca. Una pechuga de pollo de tres onzas tendrá treinta y un gramos de proteínas y tres gramos y medio de grasa, mientras que un muslo con la piel tiene veinticinco gramos de proteínas y quince gramos y medio de grasa. ¡Y nos dijeron que la piel era mala para nosotros!

Busca también carnes grasas en forma de tocino y salchichas. Cualquier forma de salchicha servirá y ayudará a añadir variedad a tu dieta. Revisa los ingredientes en la etiqueta para buscar carbohidratos o azúcares añadidos. Para las palabras "carbohidratos", busca cualquier cosa que termine en *sacárido-mono, poli o di*. También busca *glucógeno, dextrina, celulosa, maltosa, galactosa, lactosa, fructosa, dextrosa, sacarosa y glucosa*. Las palabras de azúcar son *sacarosa, azúcar de arce, azúcar invertido, azúcar de leche, lactosa, azúcar de malta, maltosa, levulosa, fructosa, azúcar de frutas, dextrosa, azúcar de uva, azúcar de remolacha, azúcar de confitería, azúcar moreno, azúcar de maíz, azúcar de caña y sucrosa.* Son muchas palabras para recordar, pero pronto te acostumbrarás a leer las etiquetas de los alimentos y a saber lo que debes y no debes comer.

Los perros calientes también son una buena opción de carne que está llena de grasa y proporciona proteínas. Una vez más, asegúrate de leer la etiqueta y buscar aditivos. En el mostrador de mariscos casi todo vale. Aunque algunos pescados y mariscos tienen carbohidratos, las cantidades son bastante pequeñas en una porción de tres onzas:

- Calamar   2.62 carbohidratos netos
- Camarones   0.77 carbohidratos netos
- Vieiras   2.01 carbohidratos netos
- Ostras   3.33 carbohidratos netos
- Almejas   2.19 carbohidratos netos
- Mejillones   3.14 carbohidratos netos
- Cangrejo   0 carbohidratos netos

Cualquier otra cosa que venga del mostrador de pescados es un alimento sin carbohidratos. Los carbohidratos netos son los carbohidratos que necesitas contar. Los carbohidratos netos se obtienen tomando el número total de carbohidratos y restando la cantidad de fibra, ya que la fibra es un carbohidrato pero no puede ser digerida y sale del cuerpo sin añadir al peso corporal total. El pescado no es extremadamente alto en grasa pero es libre de carbohidratos y es una gran adición a cualquier dieta. Sin embargo, hay algunos pescados que te darán tanto grasa como proteína (las porciones son de tres onzas):

- Trucha   4,9 gramos de grasa   16 gramos de proteína
- Atún   2,5 gramos de grasa   20 gramos de proteína
- Pescado blanco   12 gramos   38 gramos de proteína
- Salmón   27 gramos   40 gramos de proteína
- Arenque   17 gramos   33 gramos de proteína
- Caballa   34 gramos   25 gramos de proteína
- Arenques   4,9 gramos   10 gramos de proteína

Los arenques y el atún no son particularmente altos en grasa, pero llegaron a la lista por otra razón: son excelentes con otros alimentos. Los arenques son similares a las sardinas y se pueden comer con queso entero para un bocadillo rápido. El atún puede ser mezclado con mayonesa entera para una comida o un bocadillo.

Al pasar al mostrador de charcutería encontrarás un tesoro de deliciosas comidas amigables con la dieta cetogénica. Aquí puedes comprar carne asada en rodajas, pavo y pollo. Encontrarás lonchas de pepperoni, salami y pastrami preenvasadas o frescas. También puedes comprar ensalada de atún, ensalada de huevo y ensalada de pollo. Sólo recuerda que debes revisar la etiqueta para ver si hay ingredientes añadidos que no quieras comer. Además puedes encontrar quesos en lonchas y en tiras que son un gran complemento para cualquier comida. Sin embargo, el queso en lonchas y rallado tendrá un mínimo de carbohidratos porque debe ser más suave para ser cortado en lonchas o rallado. El queso duro en bloque es la mejor opción ya que no tiene carbohidratos.

En el caso de los lácteos, busca mantequilla entera y ghee. El ghee no es más que mantequilla clarificada. Se hace hirviendo a fuego lento la mantequilla hasta que los sólidos de la leche y el agua se eleven y puedan ser eliminados. La crema espesa puede ser usada en recetas para espesarlas o puede ser batida y usada para cubrir las bayas para un buen postre. Cuanto más tiempo se cure el queso, más bajo será el conteo de carbohidratos, pero todos los quesos son muy bajos en carbohidratos en una porción de una onza:

- Queso americano de carbohidratos — 1,97 gramos netos
- Queso azul de carbohidratos — 0.66 gramos netos
- Queso Brie de carbohidratos — 0.13 gramos netos
- Queso Camembert de carbohidratos — 0.13 gramos netos

- Queso Cheddar 0.36 gramos netos de carbohidratos
- Queso Colby 0.72 gramos netos de carbohidratos
- Queso Feta 1.16 gramos netos de carbohidratos
- Queso Gouda 0.63 gramos netos de carbohidratos
- Queso gruyere 0.10 gramos netos de carbohidratos
- Queso Havarti 0.79 gramos de carbohidratos netos.
- Queso de mezcla mexicana 0.64 gramos netos de carbohidratos
- Queso de Monterrey 0.19 gramos netos de carbohidratos
- Queso mozzarella 0.79 gramos netos de carbohidratos
- Queso Muenster 0.31 gramos de carbohidratos netos.
- Queso Neufchatel 0.83 gramos netos de carbohidratos
- Queso parmesano 0.91 gramos netos de carbohidratos
- Queso Provolone 0.60 gramos netos de carbohidratos
- Queso Ricotta 0.86 gramos netos de carbohidratos
- Queso Romano 1.03 gramos netos de carbohidratos

- Queso suizo 1,51 gramos netos de carbohidratos

También en el caso de los lácteos, querrás comprar algunas cosas extra que se utilizarán para añadir sabor y grasa a tus comidas (el recuento de carbohidratos es por porción de media taza):

- Queso cottage con toda la grasa — 3.02 g netos de carbohidratos — 10 g de grasa
- Queso crema completo — 0.77 g netos de carbohidratos — 29 g de grasa
- Yogur completo (natural) — 6 g netos de carbohidratos — 0.7 g de grasa
- Huevos — 0.6 g netos de carbohidratos — 5 g de grasa

El yogur debe ser simple para ser bajo en carbohidratos; la fruta añadida es de carbohidratos añadidos. Y el yogur griego tendrá un mayor conteo de proteínas que el yogur regular. El yogur no tiene un alto contenido de grasa, pero es un buen alimento para tener a mano para un bocadillo rápido o para mezclar con bayas para una rápida adición a cualquier comida.

El mostrador de productos agrícolas es donde las cosas empiezan a ponerse difíciles. Las frutas y verduras tienen carbohidratos. Ciertas frutas y verduras son mejores que otras y se permiten en la dieta cetogénica para proveer al cuerpo con algunos carbohidratos y fibra mientras se mantiene un bajo conteo de carbohidratos. Estas son las cosas que querrás comprar en el mostrador de productos agrícolas (todos los conteos de carbohidratos son para una porción de tres onzas):

- Espinacas   1 gramo
- Lechuga (todos los tipos)   2 gramos
- Aguacate   2 gramos
- Pepino   3 gramos
- Espárragos   2 gramos
- Tomate   3 gramos
- Berenjena   3 gramos
- Repollo   3 gramos
- Calabacín   3 gramos
- Coliflor   3 gramos
- Col rizada   3 gramos
- Brócoli   4 gramos
- Pimientos verdes   3 gramos
- Pimientos rojos   4 gramos
- Pimientos amarillos   5 gramos
- Coles de Bruselas   5 gramos
- Judías verdes   4 gramos

Estos conteos de carbohidratos están todos en carbohidratos netos. Es bueno comer estos alimentos porque tu cuerpo aún necesita algunos carbohidratos para funcionar y todos estos alimentos te ofrecerán fibra, que es necesaria para una buena salud intestinal. También puedes obtener algo de fibra de las pocas frutas que se recomiendan en la dieta cetogénica. Recuerda que las frutas tienen azúcar natural que es un carbohidrato. Estos conteos son para una porción de tres onzas:

- Frambuesas	5 gramos
- Zarzamoras	5 gramos
- Fresas	6 gramos
- Moras	4 gramos
- Ciruela	7 gramos
- Limón	6 gramos
- Lima	6 gramos
- Coco (pulpa)	6 gramos
- Melón	7 gramos
- Sandía	7 gramos

La lista de frutas permitidas es mucho más corta que la lista de verduras permitidas. Otra forma de ver es esta: si consumes veinte gramos de carbohidratos cada día, sería una porción de melón (tres onzas), una porción de sandía, y una porción de fresas. O por esos mismos veinte gramos podrías tener una porción de judías verdes (tres onzas), espinacas, pepino, aguacate, calabacín, tomate y brócoli. Así que es mucho mejor obtener el recuento de carbohidratos en las verduras y no en la fruta. Sin embargo, no elimines las frutas porque todos necesitan algo dulce en su dieta, y las bayas llenarán el vacío.

En el resto de la tienda encontrarás muchos alimentos que están permitidos en la dieta cetogénica:

- Aceite de oliva, aceite de coco, aceite de aguacate
- Manteca de cerdo

Capítulo 6   Qué comer en la Dieta Cetogénica

- Pescado enlatado como atún, sardinas, salmón, cangrejo y anchoas.
- Aceitunas*
- Chucrut
- Salsa picante*
- Mayonesa, llena de grasa*
- Mostaza*
- Vinagre*
- Caldo y cubitos de caldo
- Hierbas y especias
- Chicharrones de cerdo* (ideal para empanar alimentos)
- Té, café y club soda
- Champiñón
- Agua embotellada
- Aditivos de agua saborizada sin azúcar
- *Revisa la etiqueta para buscar azúcar o almidón añadido.*

Cuando estés comprando solo compra los alimentos que vas a comer. No tiene sentido comprar sardinas si no te gustan las sardinas o calabacín si no te gusta el calabacín. Al mismo tiempo intenta mantener tu mente abierta a probar nuevos sabores. Puede que encuentres al adulto que realmente le gusta el brócoli cuando de niña le diste la espalda.

Evitarás totalmente el azúcar en cualquier forma. Esto significa que no consumirá aguas vitaminadas, jugos de fruta, bebidas deportivas y refrescos. Ni siquiera vayas por el pasillo que tiene los dulces, galletas, donas, fruta enlatada, glaseado, mezclas para pasteles, mezclas para brownies, y pasteles de merienda en caja. Mantente alejada del pasillo de los cereales, lo que significa que no debe haber barras de desayuno, cereales fríos o tostadas.

No comerás pan en ninguna forma. Esto significa que nada de pan para sándwiches, rollos, panecillos para perros calientes o panecillos de canela. La dieta cetogénica no permite papas, arroz o pasta. Mantente alejada del pasillo de los chips.

Es de vital importancia recordar que hay que comer comida de verdad. Seguir uno de los planes de la dieta cetogénica requerirá más planificación de comidas de lo que acostumbras actualmente, pero al final vale la pena el esfuerzo. Puede haber momentos en los que es útil preparar carnes para varios días y mantenerlas en el refrigerador para hacer comidas rápidas. Incluso si eres una persona soltera puedes cocinar un asado entero o una pechuga de pavo entera y comer toda la semana o congelar la mitad para un uso posterior.

Y recuerda que seguir la dieta cetogénica no significa dejar de comer dulces o buena comida. Encontrarás que hay un sinfín de sugerencias de comidas y bocadillos, incluso sugerencias de postres, que seguirán los requerimientos de la dieta cetogénica y te mantendrán sintiéndote llena y satisfecha. No tengas miedo de explorar muchas opciones de alimentos diferentes mientras creas tu menú personal. Te sorprenderá de lo bueno y flexible que es el plan de alimentación cetogénica.

Capítulo 7: Recetas de desayuno cetogénico

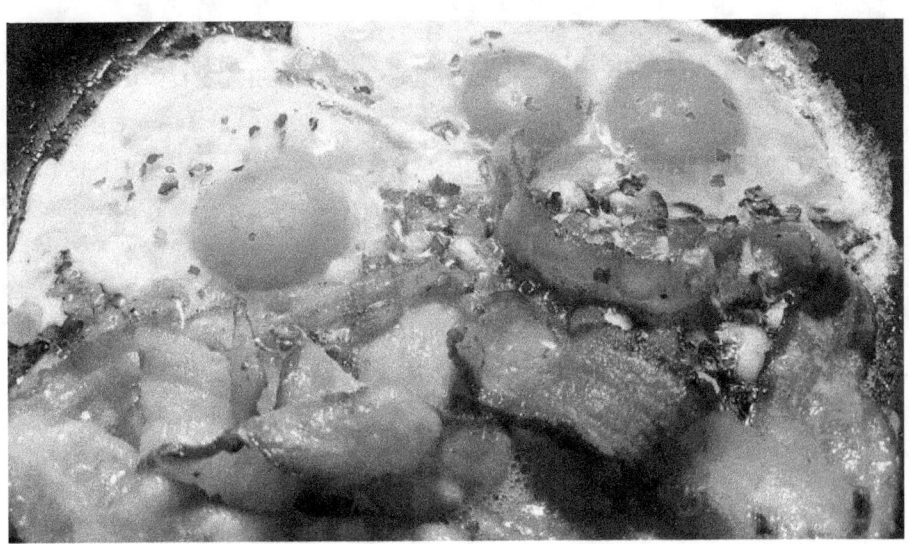

Si has decidido desayunar hoy y no ayunar, entonces necesitas un buen y saludable desayuno cetogénico para empezar. Prueba cada una de estas opciones y ve cuál te gusta más.

1. Huevos y tocino clásicos
Sirve a cuatro

Ingredientes:
Perejil fresco, para adornar
Tomates cereza, una media taza cortada por la mitad

Huevos, ocho
Tocino, ocho rebanadas

Freír el tocino hasta que esté crujiente y escurrirlo en una toalla de papel. Cocina los huevos en la grasa de tocino que sobra de cualquier manera, fritos o revueltos. Cuando los huevos estén casi terminados de cocinarse, añade los tomates cherry para que se calienten un poco. Sirve los huevos con dos tiras de tocino por persona.

Nutrición por porción: Calorías 272, 1 gramo de carbohidratos netos, 22 gramos de grasa, 15 gramos de proteína

2. Frittata con espinacas frescas
Sirve a cuatro

Ingredientes:
Sal y pimienta al gusto
Queso rallado, cinco onzas
Crema batida espesa, una taza
Huevos, ocho
Espinacas, frescas, una taza
Mantequilla, dos cucharadas

Calienta el horno a 350. Usa la manteca de cerdo para engrasar una bandeja de hornear de nueve por nueve. Usa una cucharada de mantequilla para freír el tocino a fuego medio. Cuando el tocino esté crujiente, añade las espinacas en la sartén y cocínalas hasta que se marchiten. Rompe el tocino en pedazos. Durante el tiempo que se esté cocinando el tocino, bate la crema y los huevos en un pequeño bol. Vierte esta mezcla en el molde de hornear, luego agrega la mezcla de tocino y espinacas y espolvorea el queso por encima. Hornea durante treinta minutos y sirve caliente.

Nutrición por porción: Calorías 661, 4 gramos netos de carbohidratos, 59 gramos de grasa, 27 gramos de proteína

3. Panqueques con bayas y crema batida
Sirve a cuatro

Ingredientes:

PANQUEQUE
Mantequilla, dos onzas
Polvo de cáscara de psyllium molido, una cucharada
Queso cottage, siete onzas
Huevos, cuatro

TOPPING
Crema batida pesada, una taza
Bayas, media taza, fresas, arándanos o frambuesas.

Mezcla bien en un bol la cáscara de psyllium, el requesón y los huevos. Deja que la mezcla se asiente durante diez minutos para que se espese. Usar una sartén grande para derretir bien la mantequilla a fuego medio. Fríe cada panqueque durante cuatro minutos por cada lado. Haz los panqueques de unos cuatro centímetros de ancho. Mientras la mezcla de panqueques se espesa, coloca la crema espesa en un recipiente y bate con una batidora de mano hasta que la crema haga picos suaves. Coloca los panqueques cocidos en un plato y cúbrelos con la crema batida y las bayas de tu elección.

Nutrición por porción: Calorías 425, 5 gramos netos de carbohidratos, 39 gramos de grasa, 13 gramos de proteína

4. Tortilla de champiñones
Sirve a uno

Ingredientes:
Sal y pimienta al gusto
Setas, 0.25 taza
Cebolla amarilla picada fina, 0.25 taza
Queso rallado, una onza
Mantequilla, una cucharada
Huevos, tres

Sazona los huevos con sal y pimienta después de romperlos en un tazón. Bate los huevos con una batidora de mano o un tenedor hasta que estén bien mezclados y ligeramente espumosos. Después de que la mantequilla se haya derretido en una sartén, vierte los huevos en la misma. Deja que la tortilla se cocine a fuego medio hasta que el borde exterior de media pulgada empiece a verse firme y la mitad central aún esté ligeramente cruda. Esparce las cebollas, los champiñones y el queso sobre el omelet, manteniéndote alejado de los bordes cocinados. Usa una espátula para trabajar los bordes del omelet en la sartén y voltea un lado sobre la otra mitad. Deja que la tortilla se cocine cinco minutos más y sácala de la sartén.

Nutrición por tortilla: Calorías 510, 4 gramos netos de carbohidratos, 43 gramos de grasa, 25 gramos de proteína

5. Huevos revueltos mexicanos
Sirve a cuatro

Ingredientes:
Sal y pimienta al gusto
Mantequilla, dos cucharadas
Queso rallado, tres onzas
Tomate, uno mediano picado fino
Jalapeños en escabeche, dos picados finos
Cebolleta, una picada fina
Huevos, seis

Derrite toda la mantequilla en una sartén mediana y cocina los tomates, los jalapeños y las cebolletas durante tres minutos. Bate bien los huevos y viértelos en la sartén con las verduras fritas. Revuelve hasta el punto de cocción deseado, añadiendo sal y pimienta al gusto. Cuando los huevos estén casi listos, verter el queso, remover una vez y servir.

Nutrición por porción: Calorías 229, 2 gramos netos de carbohidratos, 18 gramos de grasa, 14 gramos de proteína

6. Omelet occidental
Sirve a dos

Ingredientes:
Jamón ahumado, cinco onzas de jamón picado pequeño
Pimiento verde, 0,5 taza cortado fino
Cebolla amarilla, 0,25 taza cortado fino
Mantequilla, dos cucharadas
Queso rallado, tres onzas
Crema agria, dos cucharadas
Huevos, seis
Sal y pimienta al gusto

Bate la crema agria y los huevos hasta que estén esponjosos y sazona esta mezcla con sal y pimienta. Poner sólo la mitad del queso rallado y mezclarlo. Cocinar la cebolla, los pimientos y el jamón en la mantequilla durante cinco minutos. Vierte la mezcla de huevos sobre esto en la sartén y cocina por cinco minutos. Añade el resto del queso rallado a la tortilla y con cuidado dóblala por la mitad y fríela durante cinco minutos más.

Nutrición por porción: Calorías 702, 6 gramos netos de carbohidratos, 58 gramos de grasa, 40 gramos de proteína

7. Huevos con aguacate

Sirve a cuatro

Ingredientes:
Aguacate, pelado y cortado en ocho rebanadas
Mayonesa, huevos, ocho

Poner a hervir tres tazas de agua en una olla mediana. Usar una cuchara de servir para colocar cuidadosamente los huevos, uno a uno, en el agua hirviendo. Hervir los huevos para obtener el resultado deseado: ocho minutos para duros, seis minutos para medios y cuatro minutos para blandos. Servir los huevos con una cucharada de mayonesa en cada plato y dos rebanadas de aguacate fresco.

Nutrición por porción: Calorías 316, 1 gramo de carbohidratos netos, 29 gramos de grasa, 11 gramos de proteína

8. Gachas de coco

Sirve a uno

Ingredientes:
Sal, 0,25 cucharadita
Crema de coco, cuatro cucharadas
Polvo de cáscara de psyllium molido, media cucharadita
Harina de coco, una cucharada
Huevo, uno
Aceite de coco, una cucharada

Pon todos los ingredientes listados en una cacerola y mézclalos bien. Cocina esta mezcla a fuego lento mientras revuelves constantemente hasta que la mezcla tenga el espesor deseado. Sirve las gachas con una cucharada de leche de coco o crema batida espesa y unas cuantas bayas congeladas o frescas si lo deseas.

Nutrición: Calorías 486, 4 gramos netos de carbohidratos, 49 gramos de grasa, 9 gramos de proteína

9. Huevos de aguacate con tocino
Sirve a cuatro

Ingredientes:
Sal y pimienta al gusto
Tocino, dos onzas
Aceite de oliva, una cucharadita
Aguacate, una mitad
Huevos, hervidos, dos

Calienta el horno a 350. Para hervir los huevos colócalos cuidadosamente en una cacerola con agua hirviendo y hiérvelos durante ocho minutos. Inmediatamente coloca los huevos hervidos en un tazón de agua fría para que sean más fáciles de pelar. Pela los huevos hervidos y luego córtalos por la mitad a lo largo y retira las yemas. Pon las yemas en un bol, añade el aceite y el aguacate y mezcla bien todos estos ingredientes. Añade la sal y la pimienta. Hornea el tocino en horno caliente o fríelo hasta que esté crujiente. Vuelve a colocar la mezcla cuidadosamente en las mitades de la clara de huevo y cubre con trozos de tocino crujiente desmenuzado.

Nutrición por porción: Calorías 144, 1 gramo de carbohidratos netos, 13 gramos de grasa, 5 gramos de proteína

10. Huevos revueltos con queso Halloumi
Sirve a dos

Ingredientes:
Sal y pimienta al gusto.
Aceitunas negras, deshuesadas si es necesario, 0,5 taza
Perejil fresco, 0.5 taza cortado fino
Huevos, cuatro
Cebolleta, dos
Aceite de oliva, dos cucharadas
Tocino, cuatro rebanadas
Queso Halloumi, cortado en cubos, tres onzas

Pica el tocino y el queso. Fríe el tocino, las cebolletas y el queso en el aceite de oliva durante cinco minutos. Mientras se fríe la mezcla, pon la sal, la pimienta, los huevos y el perejil en un bol y bátelos bien. Vierte la mezcla de huevos en la sartén y revuelve durante tres minutos, revolviendo constantemente. Añade las aceitunas y cocina durante tres minutos más.

Nutrición por porción: Calorías 667, 4 gramos de carbohidratos, 59 gramos de grasa, 28 gramos de proteína

11. Espárragos con mantequilla y huevos cremosos

Sirve a cuatro

Ingredientes:
Mantequilla, cinco cucharadas divididas en dos y tres
Jugo de limón, 1.5 cucharadas
Aceite de oliva, una cucharada
Espárragos, veinticuatro onzas
Pimienta de cayena, 0.25 cucharadita
Sal, 0,5 cucharadita
Crema agria, 0.5 taza
Queso parmesano rallado, tres onzas
Huevos, cuatro

Revuelve los huevos en dos cucharadas de mantequilla hasta que estén bien cocidos pero todavía húmedos. Vierte los huevos en una licuadora mientras aún están calientes y añade la pimienta, la sal, la crema agria y los quesos. Licuar hasta que la mezcla esté cremosa y suave. Freír los espárragos en el aceite de oliva durante cinco minutos. Añade las tres cucharadas de mantequilla a la sartén y deja que se derrita completamente. Apagar el fuego y añadir el zumo de limón y la mezcla. Después de diez minutos, vuelve a poner la sartén al fuego y añade los espárragos. Coloca en un plato y sirve.

Nutrición por porción: Calorías 527, 6 gramos netos de carbohidratos, 48 gramos de grasa, 18 gramos de proteína

12. Huevos rellenos con camarones

Sirve a cuatro

Ingredientes:
Ramitas de eneldo frescas, ocho
Camarones, pelados y desvenados, ocho completamente cocidos
Sal, 0,25 cucharadita
Mayonesa, 0.25 taza
Salsa tabasco, una cucharadita
Huevos, cuatro, bien cocidos

Pela los huevos duros enfriados y luego córtalos por la mitad a lo largo y quita las yemas. Utiliza un tenedor para triturar suavemente las yemas y añadir la mayonesa, la sal y el tabasco. Mezclar bien y volver a poner la mezcla en las claras de huevo. Cubrir cada huevo con un camarón y una ramita de eneldo.

Nutrición por porción: Calorías 163, .5 gramos netos de carbohidratos, 15 gramos de grasa, 7 gramos de proteína

13. Sándwich de desayuno sin pan

Sirve a cuatro

Ingredientes:
Salsa tabasco, 0.5 cucharadita
Sal y pimienta al gusto
Queso Cheddar, dos rebanadas gruesas
Jamón ahumado, dos onzas

Huevos, cuatro
Mantequilla, dos cucharadas

Freír los huevos en la mantequilla hasta que estén a medio cocer añadiendo la sal y la pimienta. Coloca dos huevos fritos en platos para servir, uno en cada plato. Cubre cada huevo con una loncha de queso y la mitad del jamón. Cubrir cada pila con otro huevo frito. Rocía cada pila con salsa tabasco.

Nutrición por porción: Calorías 354, 2 gramos netos de carbohidratos, 30 gramos de grasa, 20 gramos de proteína

14. Sándwich de salmón ahumado
Sirve a dos

Ingredientes:

PAN DE CALABAZA PICANTE
Manteca de cerdo, una cucharada
Puré de calabaza, catorce onzas
Aceite de coco, 0.25 taza
Salsa de manzana, sin azúcar, 0,5 taza
Huevos, tres
Semillas de calabaza, 0.3 taza
Nueces picadas, 0.3 taza
Harina de coco, 1.25 tazas
Harina de almendra, 1.25 taza
Linaza, 0.5 taza
Polvo de cáscara de psyllium molido, dos cucharadas

Capítulo 7 Recetas de desayuno cetogénico

Sal, una cucharadita
Polvo de hornear, una cucharada
Especia para pastel de calabaza, dos cucharadas

TOPPING
Cebollino fresco picado, una cucharada
Salmón ahumado, tres onzas
Col rizada, una onza picada fina
Mantequilla, dos cucharadas
Hojuelas de chile, 0,25 cucharadita
Sal, 0,5 cucharadita
Pimienta, 0.25 cucharadita
Aceite de oliva, dos cucharadas
Crema batida espesa, dos cucharadas
Huevos, cuatro

Calienta el horno a 400. Usa la manteca de cerdo para engrasar una sartén de cinco por nueve. Añade las especias de la tarta de calabaza, el polvo de hornear, la sal, el polvo de cáscara de psyllium, la linaza, ambas harinas, las nueces y las semillas en un tazón y mézclalo bien. En un tazón separado, agrega el aceite, el puré de calabaza, la salsa de manzana y el huevo. Vierte esta mezcla en los ingredientes secos y mezcla hasta que todos los ingredientes estén húmedos. Poner la mezcla en el molde engrasado y hornear durante una hora. Enfriar completamente.

Cuando el pan esté listo, bate la crema y los huevos junto con la sal y la pimienta. Revuelve la mezcla de huevos en la mantequilla durante cinco minutos, revolviendo constantemente, y mézclala con el chile.

Poner dos rebanadas de pan de calabaza en la tostadora y tostarlas durante tres minutos. Enmantequilla el pan tostado y coloca cada rebanada en un plato y cubre con el salmón ahumado y la col rizada. Coloca los huevos encima y espolvorea los cebollinos.

Nutrición por porción: Calorías 678, 3 gramos netos de carbohidratos, 55 gramos de grasa, 41 gramos de proteína

15. Frittata de queso y champiñones
Sirve a cuatro

Ingredientes:

FRITTATA
Col rizada, cuatro onzas
Mayonesa, una taza
Queso rallado, una taza
Huevos, diez
Pimienta negra molida, 0.5 cucharadita
Sal, una cucharadita
Perejil picado fresco, una cucharada
Cebolleta, seis
Mantequilla, tres cucharadas
Champiñón cortado en cubitos, una taza

VINAGRETA
Pimienta negra molida, 0.25 cucharadita
Sal, 0,5 cucharadita

Vinagre de vino blanco, una cucharada
Aceite de oliva, cuatro cucharadas

Calienta el horno a 350. Vierte todos los ingredientes de la vinagreta en un frasco con tapa. Agitar bien y reservar. Freír las cebolletas, el perejil y los champiñones con sal y pimienta añadidos en la mantequilla durante cinco minutos. En un tazón separado, mezclar bien el queso, la mayonesa y los huevos. Añade la mezcla de perejil, cebolleta y champiñones a la mezcla de huevos y viértela en una bandeja de hornear de ocho por ocho. Hornear la frittata durante cuarenta minutos. Servir con gotas de la vinagreta.

Nutrición por porción: Calorías 1061, 6 gramos netos de carbohidratos, 101 gramos de grasa, 32 gramos de proteína

16. Espinacas y cerdo con huevos fritos
Sirve a dos

Ingredientes:
Sal, 0,5 cucharadita
Pimienta, 0.25 cucharadita
Huevos, cuatro
Nueces, picadas, 0.25 taza
Arándanos, 0.25 taza de congelado
Lomo de cerdo ahumado, seis onzas

Mantequilla, tres cucharadas
Espinacas, media libra

Lava y corta las espinacas. Fríe las espinacas en la mantequilla durante cinco minutos. Sacar las espinacas de la sartén y escurrirlas en una toalla de papel. Freír el lomo de cerdo en la misma sartén durante cinco minutos. Sacar el lomo de la sartén y volver a poner las espinacas, añadiendo las nueces y los arándanos. Revuelve constantemente mientras se cocina durante cinco minutos. Remueve la mezcla en un tazón. Freír los huevos y colocar dos en cada plato con la mitad de la mezcla de espinacas.

Nutrición por porción: Calorías 1033, 8 gramos netos de carbohidratos, 99 gramos de grasa, 26 gramos de proteína

17. Muffins de huevo
Sirve a seis

Ingredientes:
Sal, 0,5 cucharadita
Pimienta, 0.25 cucharadita
Pesto, rojo o verde, dos cucharadas
Queso rallado, seis onzas
Tocino cocido, seis rebanadas
Salsas, dos, picadillo fino
Huevos, doce

Calienta el horno a 350. Coloca las tazas para hornear en un molde para 12 panecillos. Picar el tocino y las cebolletas y poner un poco en cada taza. Bate los huevos con el queso, el pesto, la sal y la pimienta. Dividir la mezcla de huevos en las tazas de hornear. Hornear durante veinte minutos.

Nutrición por porción: Calorías 336, 2 gramos netos de carbohidratos, 26 gramos de grasa, 23 gramos de proteína

18. Tortilla de mariscos
Sirve a dos

Sal y pimienta al gusto
Mantequilla, dos cucharadas
Huevos, seis
Cebollino fresco o seco, una cucharada
Mayonesa, 0.5 taza
Comino molido, 0,5 cucharadita
Ajo, dos dientes picados
Pimiento rojo, uno cortado en cubitos
Camarones, cocidos, cinco onzas
Aceite de oliva, dos cucharadas

Cubrir los camarones completamente con el aceite de oliva y freírlos suavemente con la sal, la pimienta, el comino, el pimiento y el ajo durante cinco minutos. Cuando la mezcla de camarones se enfríe, agrega el cebollino y la mayonesa. Bate los huevos, la pimienta y la sal al gusto. Verter los huevos en una sartén y cocinar hasta que los bordes estén hechos. Vierte la mezcla de camarones y dobla la tortilla por la mitad, friendo tres minutos más por cada lado.

Nutrición por porción: Calorías 872, 4 gramos netos de carbohidratos, 83 gramos de grasa, 27 gramos de proteína

19. Smoothie de arándanos
Sirve a dos

Ingredientes:
Extracto de vainilla, 0.5 cucharadita
Jugo de limón, una cucharada
Arándanos, congelados o frescos, 0.5 taza
Leche de coco, catorce onzas

Licúa todos los ingredientes hasta que estén suaves. Si usas leche de coco de lata el batido será mucho más suave.

Nutrición por porción: Calorías 415, 10 gramos netos de carbohidratos, 43 gramos de grasa, 4 gramos de proteína

20. Crema de coco con bayas
Sirve a uno

Ingredientes:
Extracto de vainilla, 0.5 cucharadita

Fresas, frescas, dos onzas
Crema de coco. 0.5 taza

Mezcla bien todos los ingredientes del batido con una batidora de mano o una batidora de inmersión si está disponible. Una cuchara de aceite de coco añadida aumentará la cantidad de grasa en este plato.

Nutrición por porción: Calorías 415, 9 gramos netos de carbohidratos, 42 gramos de grasa, 5 gramos de proteína

21. Pudín de Chia
Sirve a uno

Ingredientes:
Extracto de vainilla, 0.5 cucharadita
Semillas de chía, dos cucharadas
Leche de coco, 0.75 taza

Coloca todos los ingredientes en un tarro de cristal o un bol. Cúbrelo bien y colócalo en el refrigerador durante la noche o al menos durante cuatro horas. El pudín se espesará durante la noche y las semillas de chía se habrán gelificado, haciendo un pudín cremoso y suave.

Nutrición por porción: Calorías 461, 7 gramos netos de carbohidratos, 44 gramos de grasa, 7 gramos de proteína

22. Avena
Sirve a uno

Ingredientes:
Sal, 0,25 cucharadita
Semillas de girasol, una cucharada
Semillas de chía, una cucharada
Linaza entera, una cucharada
Leche de almendras sin azúcar, una taza

Pon todos los ingredientes en una pequeña cacerola y ponlos a hervir a fuego medio. Reduce el fuego y deja que la mezcla se cocine a fuego lento durante dos o tres minutos hasta que tenga el espesor deseado. Añade un poco de mantequilla en la parte superior y disfruta.

Nutrición por porción: Calorías 621, 9 gramos netos de carbohidratos, 62 gramos de grasa, 10 gramos de proteína

23. Aguacate relleno de salmón
Sirve a dos

Ingredientes:
Jugo de limón, dos cucharadas
Sal y pimienta al gusto
Crema agria, 0.75 taza
Salmón ahumado, seis onzas
Aguacates, dos

Pelar cuidadosamente los aguacates y cortarlos por la mitad, luego quitar el hueso. Añade la crema agria en los agujeros donde estaba el hueso y agrega el salmón ahumado encima. Rocía con jugo de limón y luego sazona al gusto con la sal y la pimienta.

Nutrición por porción: Calorías 911, 6 gramos netos de carbohidratos, 71 gramos de grasa, 58 gramos de proteína

24. Hash Browns de Coliflor
Sirve a cuatro

Ingredientes:
Mantequilla, cuatro cucharadas
Pimienta, 0.25 cucharadita
Sal, una cucharadita
Cebolla amarilla, una mitad rallada
Huevos, tres
Coliflor, una cabeza

Lava y enjuaga la coliflor y deja que se escurra bien. Rallar finamente la coliflor cruda usando un rallador manual o un procesador de alimentos. Vierte la coliflor finamente rallada en un bol y añade la pimienta, la sal, la cebolla y los huevos. Mezcla esto muy bien. Freír la coliflor rallada en forma de panqueque en la mantequilla derretida durante cinco minutos por cada lado. Deben freírse lo suficiente para que no se rompan al darles la vuelta o al sacarlos de la sartén.

Nutrición por porción: Calorías 282, 5 gramos netos de carbohidratos, 26 gramos de grasa, 7 gramos de proteína

25. Buñuelos de colinabo con aguacate

Sirve a cuatro

Ingredientes:

BUÑUELOS
Mantequilla para freír, cuatro cucharadas
Pimienta, 0.25 cucharadita
Sal, una cucharadita
Cúrcuma, 0.25 cucharadita
Harina de coco, tres cucharadas
Huevos, cuatro
Queso Halloumi, ocho onzas
Colinabo, quince onzas

ADEREZO DE MAYONESA
Mayonesa, una taza
Sazonador ranchero, una cucharada

Sirve con rodajas de aguacate y verduras de tu elección.

Calienta el horno a 250. Enjuaga bien el colinabo y pélalo. Rallar el colinabo groseramente usando un rallador de mano o un procesador de alimentos. Usar el mismo proceso para rallar el queso. En un bol grande, mezclar el colinabo rallado con la harina de coco, sal, pimienta, cúrcuma, queso y huevos y dejarlo reposar diez minutos. Formar la mezcla en doce buñuelos y freírlas, tres o cuatro a la vez, en la mantequilla derretida a fuego medio. Fríelas durante cinco minutos por cada lado. Mantener los buñuelos ya cocinados en el horno para mantenerlos calientes mientras se cocina el resto. Cubrirlos con el aderezo ranchero para servir.

Nutrición por porción: Calorías 1211, 14 gramos netos de carbohidratos, 113 gramos de grasa, 25 gramos de proteína

26. Cazuela de desayuno vegetariana
Sirve a cuatro

Ingredientes:
Pimienta, 0,5 cucharadita
Sal, una cucharadita
Queso parmesano, rallado, una onza
Tomates cherry, 0.5 taza
Cebolla en polvo, una cucharadita
Queso rallado, siete onzas
Crema batida espesa, una taza
Huevos, doce
Aceitunas verdes, 0.3 taza
Puerro, la mitad de uno

Calienta el horno a 400. Enjuaga el puerro y recorta las puntas, luego córtalo en rodajas muy finas. Engrasar con manteca de cerdo una fuente de horno de nueve por trece y poner los puerros en el fondo con las aceitunas. Usando un tazón de tamaño medio, bate la cebolla en polvo, la sal, la pimienta, la crema, los huevos y las siete onzas de queso. Vierte esta mezcla sobre los puerros y las aceitunas, no te preocupes si se mueven. Cubrir la mezcla de huevos con el queso parmesano y los tomates cherry. Hornea durante cuarenta minutos.

Nutrición por porción: Calorías 621, 5 gramos netos de carbohidratos, 52 gramos de grasa, 33 gramos de proteína

27. Cazuela de desayuno con tocino y champiñones
Sirve a cuatro

Ingredientes:
Sal, una cucharadita
Pimienta, 0,5 cucharadita
Queso Cheddar rallado, cinco onzas
Crema batida pesada, una taza
Huevos, ocho
Mantequilla, dos cucharadas
Tocino, doce onzas
Champiñones, seis onzas

Calienta el horno a 400. Enjuaga los champiñones y píquelos. Picar el tocino en trozos del tamaño de un bocado. Usar la mantequilla para freír los trozos de tocino y los champiñones durante cinco minutos a fuego medio. Engrasar con manteca una fuente de horno de nueve por trece y añadirle la mezcla de tocino y champiñones. Bate la crema, el queso, los huevos, la sal y la pimienta en un tazón y viértelo en la bandeja de hornear. Hornear durante cuarenta minutos.

Nutrición por porción: Calorías 876, 6 gramos netos de carbohidratos, 81 gramos de grasa, 31 gramos de proteína

28. Cazuela de desayuno italiano
Sirve a cuatro

Ingredientes:
Pimienta, 0,5 cucharadita
Sal, una cucharadita
Albahaca fresca picada, 0.25 taza
Queso Cheddar rallado, cinco onzas
Crema batida espesa, una taza
Huevos, ocho
Salchicha italiana fresca, doce onzas
Mantequilla, dos cucharadas
Coliflor, siete onzas

Calienta el horno a 375. Usar manteca de cerdo para engrasar un molde de hornear de ocho por ocho o de nueve por nueve. Enjuagar bien la coliflor y secarla, luego cortarla en pequeños trozos del tamaño de un bocado. Cocina la coliflor en mantequilla derretida durante cinco minutos, luego déjala a un lado. Pon la salchicha italiana en la sartén y usa una espátula para cortarla en pedazos. Fríe la salchicha hasta que esté completamente cocida y colócala en la bandeja de hornear con la coliflor. Bate la sal, la pimienta, el queso cheddar, la crema espesa y los huevos hasta que se mezclen bien. Vierte esta mezcla sobre la salchicha y espolvorea la parte superior con la albahaca. Hornear durante cuarenta minutos.

Nutrición por porción: Calorías 875, 5 gramos netos de carbohidratos, 79 gramos de grasa, 34 gramos de proteína

29. Huevos al horno
Sirve a uno

Ingredientes:
Queso rallado, dos onzas
Huevos, dos
Carne de cerdo molida, tres onzas cocinadas

Calienta el horno a 400. Usar manteca de cerdo para engrasar una pequeña bandeja de hornear de cinco en cinco. Poner el cerdo molido cocido en la bandeja. Luego rompe ambos huevos y sobre la parte superior de la carne de cerdo cocida. Espolvorea el queso rallado por encima y hornea durante quince minutos.

Nutrición por porción: Calorías 509, 2 gramos netos de carbohidratos, 36 gramos de grasa, 42 gramos de proteína

30. Huevos Rancheros
Sirve a uno

Ingredientes:
Cilantro fresco, una cucharada
Aguacate, una mitad
Huevos, dos,
Tomate, uno cortado en cubitos
Jalapeño, uno fresco, picado
Cebolla amarilla, una mitad picada
Pimiento naranja, una mitad, picado
Ajo, dos dientes picados
Aceite de coco, dos cucharadas

Fríe el jalapeño, la cebolla, el pimiento y el ajo en la mitad del aceite de coco durante cinco minutos. Vierte los tomates cortados en cubos y fríelos durante cinco minutos más. Bate los huevos en un pequeño tazón y vierte la mezcla de verduras en la sartén, revolviendo con frecuencia hasta que los huevos estén revueltos hasta la consistencia deseada. Servir con rebanadas de aguacate fresco.

Nutrición por porción: Calorías 610, 16 gramos netos de carbohidratos, 51 gramos de grasa, 16 gramos de proteína

Capítulo 8: Recetas cetogénicas de almuerzo y cena

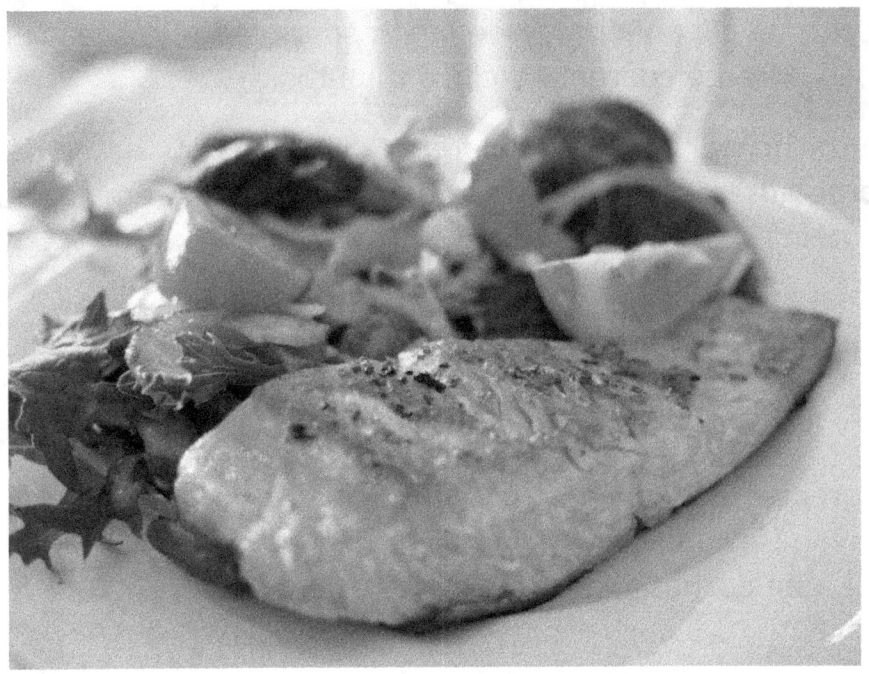

1. Pollo al ajo
Sirve a cuatro

Ingredientes:
Mantequilla, cuatro cucharadas
Perejil fresco, picado fino, 0.5 taza
Jugo de limón, tres cucharadas
Ajo, cinco dientes picados

Aceite de oliva, dos cucharadas
Palitos de alas de pollo, dos libras

Calienta el horno a 450. Usar mantequilla para engrasar una bandeja de hornear de nueve por trece. Poner el pollo en el plato. Echar sal y pimienta sobre el pollo, y luego sazonar con el perejil y el ajo. Luego rocía el aceite de oliva y el jugo de limón sobre todo. Hornear el pollo durante cuarenta y cinco minutos.

Nutrición por porción: Calorías 546, 4 gramos netos de carbohidratos, 39 gramos de grasa, 42 gramos de proteína

2. Pollo al pimentón con colinabo
Sirve a cuatro

Ingredientes:
Mayonesa, una taza
Sal, una cucharadita
Pimienta, 0.5 cucharaditas
Pimentón en polvo, una cucharada
Aceite de oliva, cuatro cucharadas
Colinabo, treinta onzas
Muslos de pollo, treinta onzas

Calienta el horno a 400. Usa la manteca de cerdo para engrasar una fuente de horno de nueve por trece y coloca los trozos de pollo en ella. Pela cuidadosamente el colinabo fresco y córtalo en trozos de unos cinco o seis centímetros de largo. Añade el colinabo al pollo en la bandeja de hornear y sazona ambos ingredientes con pimentón, sal y pimienta. Rocía el aceite de oliva sobre todos los ingredientes y hornea durante cuarenta y cinco minutos sin tapar. Servir con la mayonesa a un lado.

Nutrición por porción: Calorías 1165, 15 gramos netos de carbohidratos, 103 gramos de grasa, 40 gramos de proteína

3. Alas de pollo dulce
Sirve a cuatro

Ingredientes:
Hojuelas de chile, 0,25 cucharadita
Polvo de ajo, 0.25 cucharadita
Polvo de cebolla, 0,25 cucharadita
Jengibre, molido, 0.25 cucharadita
Aminos de coco, 0.75 taza
Sal marina, 1,5 cucharaditas
Alas de pollo, dos libras

Calienta el horno a 450. Coloca una rejilla de alambre sobre una bandeja de galletas y pon las alas de pollo en la rejilla. Espolvorea la sal marina sobre las alas. Hornéalas durante cuarenta y cinco minutos. Cuando las alas se hayan cocinado durante treinta minutos es el momento de empezar la salsa. Pon una sartén grande a fuego medio y coloca los aminos de coco en ella. Luego agrega las hojuelas de chile, la cebolla en polvo, el ajo en polvo y el jengibre en polvo a la sartén. Revuelve esta mezcla de vez en cuando. Cuando la salsa se haya espesado, baja el fuego para dejarla cocer a fuego lento mientras las alas completan su cocción. Vierte las alas en un tazón y vierte la salsa sobre ellas, revolviendo para cubrirlas bien.

Nutrición por porción: Calorías 120, 5 gramos netos de carbohidratos, 8 gramos de grasa, 4 gramos de proteína

4. Patas de pollo con ensalada de col
Sirve a cuatro

Ingredientes:

POLLO
Aceite de oliva, cuatro cucharadas
Coco rallado, sin azúcar, tres onzas
Chicharrones de cerdo, seis onzas
Sal, una cucharadita
Sazonador Jerk, dos cucharadas
Aceite de oliva, dos cucharadas
Crema agria, 0.5 taza
Piernas de pollo, dos libras

ENSALADA DE COL
Pimienta, 0.25 cucharadita
Sal, 0,5 cucharadita
Mayonesa, una taza
Repollo verde, 15 onzas

Calienta el horno a 350. Mezclar bien la crema agria, la sal y el condimento Jerk. Vierte esta mezcla sobre el pollo en un bol y déjalo marinar durante treinta minutos. Después de treinta minutos, saca el pollo del bol y tira el adobo. Tritura el chicharrón de cerdo y añade el coco y mézclalas bien. Unta los muslos de pollo en la mezcla de coco y corteza de cerdo. Coloca el pollo en una rejilla que esté sobre una bandeja de galletas o un plato para hornear. Hornea el pollo durante cuarenta y cinco minutos, dándole la vuelta después de veinte minutos. Durante el tiempo que el pollo esté horneado, puedes hacer la ensalada de col desmenuzando o cortando la col y mezclándola bien con el resto de los ingredientes. Sirve el pollo con la ensalada.

Nutrición por porción: Calorías 1370, 7 gramos netos de carbohidratos, 116 gramos de grasa, 68 gramos de proteína

5. Alas de pollo con brócoli
Sirve a cuatro

Ingredientes:

POLLO HORNEADO
Pimienta de cayena, 0.25 cucharadita
Sal, una cucharadita
Jengibre molido, dos cucharaditas
Aceite de oliva, 0.25 taza
Jugo de naranja, 0.25 taza

Ralladura de naranja, dos cucharadas
Alas de pollo, tres libras

CREMA DE BRÓCOLI
Pimienta, 0,5 cucharadita
Sal, 0,5 cucharadita
Eneldo fresco picado, 0.25 taza
Yogur griego, una taza
Brócoli, 25 onzas

Calienta el horno a 400. Mezcla las especias, el aceite de oliva, el jugo de naranja y la cáscara de naranja en un pequeño tazón y vierte esta mezcla sobre los trozos de pollo en otro tazón. Deje que el pollo se marine durante treinta minutos. Engrasar con manteca de cerdo un molde de nueve por trece y poner el pollo en una sola capa en el molde. Hornea el pollo durante cincuenta minutos. Prepara el brócoli mientras se hornea el pollo cortándolo en pequeños ramilletes e hirviendo estos trozos en agua salada durante cinco minutos. Escurrir el brócoli y dejarlo enfriar durante cinco minutos. Luego mezclar el brócoli con el yogur, el eneldo, la sal y la pimienta, mezclando bien hasta que todo el brócoli esté cubierto.

Nutrición por porción: Calorías 1218, 9 gramos netos de carbohidratos, 100 gramos de grasa, 65 gramos de proteína

6. Pollo provenzal
Sirve a cuatro

Ingredientes:

POLLO
Pimienta, 0,5 cucharadita
Sal, 0.5 cucharaditas
Orégano, una cucharada
Ajo, cinco dientes rebanados
Aceite de oliva, 0.25 taza
Aceitunas negras, deshuesadas si es necesario, 0,5 taza
Tomates cherry, ocho onzas
Muslos de pollo, deshuesados con piel, dos libras

PARA SERVIR
Pimienta, 0,5 cucharadita
Sal, 0,5 cucharadita
Pimentón en polvo, una cucharadita
Cáscara de limón, dos cucharadas
Yogur griego, una taza
Lechuga, siete onzas

Calienta el horno a 400. Usar la manteca de cerdo para engrasar una bandeja de hornear de nueve por trece. Coloca el pollo en la bandeja engrasada con la piel hacia arriba. Poner los tomates, las aceitunas y el ajo alrededor y encima del pollo. Rocíe el aceite de oliva sobre todos los ingredientes. Sazonar esta mezcla con la pimienta, la sal y el orégano. Hornea durante una hora sin tapar. Mientras el pollo se hornea, mezclar el resto de los ingredientes en un recipiente mediano para servir como ensalada con el pollo.

Nutrición por porción: Calorías 911, 5 gramos netos de carbohidratos, 78 gramos de grasa, 43 gramos de proteína

7. Pollo con col y cebolla
Sirve a dos

Pimienta, 0,5 cucharadita
Sal, 0,5 cucharadita
Yogur griego, 0,5 taza
Aceite de oliva, una cucharada
Cebolla roja, una mitad de cebolla mediana
Repollo verde, una taza picada
Pollo asado, una libra

Coloca la col rallada en un plato y cubre con finas rebanadas de cebolla roja. Rocía una fina línea de aceite de oliva sobre esta mezcla y sazona con sal y pimienta. Coloca una ronda de yogur griego junto a la mezcla de verduras y sírvela con el pollo.

Nutrición por porción: Calorías 1041, 7 gramos netos de carbohidratos, 91 gramos de grasa, 48 gramos de proteína

8. Cacerola de pollo al pesto con feta y aceitunas
Sirve a cuatro

Ingredientes:
Ajo, un diente, picado fino
Queso Feta, cinco onzas en cubos
Aceitunas negras, sin hueso, tres onzas
Crema batida espesa, 1.25 tazas
Pesto, rojo o verde, tres onzas
Aceite de coco, dos cucharadas

Pimienta, 0,5 cucharadita
Sal, una cucharadita
Muslos de pollo, deshuesados con piel, dos libras

Calienta el horno a 400. Cortar los muslos de pollo en trozos pequeños y sazonar con pimienta y sal. Freír los trozos de pollo en una sartén con el aceite de oliva durante cinco minutos. Mientras se fríe el pollo, mezclar la crema y el pesto en un bol pequeño. Engrasar con manteca de cerdo y hornear en una bandeja de ocho por ocho o de nueve por nueve. Vierte los trozos de pollo en el molde y añade el ajo, el queso feta y las aceitunas. Luego vierte la mezcla de crema pesto sobre todos los ingredientes. Hornea durante treinta minutos.

Nutrición por porción: Calorías 1033, 6 gramos netos de carbohidratos, 95 gramos de grasa, 38 gramos de proteína

9. Pollo Garam Masala
Sirve a cuatro

Ingredientes:

MASALA DE GARAM
Nuez moscada molida, 0,25 cucharadita
Polvo de chile, una cucharadita
Pimentón en polvo, una cucharadita
Jengibre molido, una cucharadita
Cúrcuma molida, una cucharadita

Cardamomo molido, una cucharadita
Comino molido, una cucharadita

POLLO
Perejil, fresco, picado fino, una cucharada
Crema batida pesada o crema de coco, 1.25 tazas
Pimiento rojo, uno bien picado
Sal, una cucharadita
Mantequilla o ghee, tres cucharadas
Pechuga de pollo, 25 onzas aproximadamente

Calienta el horno a 400. Mezclar todas las especias listadas para el Garam Masala. Cortar la pechuga de pollo en tiras de una pulgada a lo largo de la pechuga. Fríe el pollo en la mantequilla a fuego medio durante diez minutos. Espolvorea la mitad del Garam Masala sobre el pollo y mézclalo bien. Vierte toda esta mezcla en un plato para hornear bien engrasado de nueve por trece. Esto incluye el jugo de la sartén. Mezclar el pimiento picado finamente con el resto de la mezcla masala y la crema de coco. Esparce esta mezcla sobre el pollo en el molde de hornear. Hornea durante treinta minutos. Espolvorea el perejil sobre el pollo cocido.

Nutrición por porción: Calorías 628, 6 gramos netos de carbohidratos, 51 gramos de grasa, 38 gramos de proteína

10. Cazuela de pollo Fajita
Sirve a cuatro

Ingredientes:
Pimienta, una cucharadita
Sal, una cucharadita
Queso Cheddar rallado, siete onzas o mezcla mexicana
Sazonador de tacos, dos cucharadas
Cebolla amarilla, una
Pimiento rojo, uno
Mayonesa, 0.3 taza
Queso crema, ocho onzas
Pollo asado, un pollo entero

Calienta el horno a 400. Desmenuzar el pollo asado en trozos del tamaño de un bocado. Pica el pimiento rojo y la cebolla en trozos grandes. Reserva un tercio del queso rallado a un lado. Mezclar el resto del queso rallado con el pollo, el queso crema ablandado, sal, pimienta, condimento para tacos, mayonesa, cebolla y pimiento, revolviendo para mezclar bien. Vierte toda esta mezcla en un molde para hornear engrasado de ocho por ocho o de nueve por nueve y espolvorea el queso reservado por encima. Hornea durante veinte minutos.

Nutrición por porción: Calorías 1148, 10 gramos netos de carbohidratos, 98 gramos de grasa, 57 gramos de proteína

11. Pastel de carne
Sirve a seis

Ingredientes:

RELLENO
Agua, 0.5 taza
Pasta de tomate, cuatro cucharadas
Pimienta, 0,5 cucharadita
Sal, una cucharadita
Orégano o albahaca seca, una cucharada
Carne de res molida, 1.5 libras
Mantequilla, dos cucharadas
Ajo, un diente, picado fino
Cebolla amarilla, una mitad, picada fina

TOPPING
Queso Cheddar rallado, una taza
Queso cottage entero, una taza

CORTEZA DE PASTEL
Agua, cuatro cucharadas
Huevo, uno
Aceite de oliva o aceite de coco, tres cucharadas
Sal, 0,5 cucharadita
Polvo de hornear, una cucharadita
Polvo de cáscara de psyllium molido, una cucharada
Harina de coco, cuatro cucharadas
Harina de almendra, 0,75 taza
Semillas de sésamo, cuatro cucharadas

Calienta el horno a 350. Fríe el ajo y la cebolla durante tres minutos en la mantequilla o el aceite de oliva. Poner la carne molida y seguir friendo. Añade la sal, la pimienta y el orégano o la albahaca. Verter el agua y la pasta de tomate y mezclar bien y dejar cocer lentamente durante veinte o treinta minutos. Mientras la carne está hirviendo a fuego lento, prepara la mezcla de la corteza del pastel poniendo todos los ingredientes en un procesador de alimentos y mezclando hasta que la masa tenga forma de bola. Si no tienes un procesador de alimentos, puedes hacer la masa a mano usando un tenedor para mezclar y revolver. Utiliza manteca de cerdo para engrasar un molde profundo y extiende la bola de masa sobre este molde. Puedes usar tus dedos engrasados o una espátula engrasada para hacer esto. Cuando tengas la masa con la forma del molde, usa las púas de un tenedor para hacer muchos agujeritos en el fondo. Hornea la corteza durante diez minutos. Vierte la mezcla de carne escurrida en la corteza después de sacarla del horno. Poner la carne en capas con el queso rallado mezclado con el requesón. Hornee durante cuarenta y cinco minutos más.

Nutrición por porción: Calorías 622, 7 gramos netos de carbohidratos, 47 gramos de grasa, 38 gramos de proteína

12. Albóndigas de queso pimiento
Sirve a cuatro

Ingredientes:

ALBÓNDIGAS
Mantequilla, dos cucharadas para freír
Sal, 0,5 cucharadita

Pimienta, 0,5 cucharadita
Huevo, uno
Carne molida, 26 onzas

QUESO PIMIENTO
Queso Cheddar, rallado, 0.5 taza
Pimienta de cayena, 0.25 cucharadita
Mostaza de Dijon, una cucharada
Pimentón en polvo o chile en polvo, una cucharadita
Pimientos, 0.25 taza
Mayonesa, 0.3 taza

Primero mezcla todos los ingredientes listados para el queso pimiento y déjalo reposar por cinco minutos. Luego agrega la pimienta, la sal, el huevo y la carne molida a esta mezcla y mézclela bien con las manos o una cuchara. Formar la mezcla en albóndigas grandes y freírlas en la mantequilla derretida durante diez minutos por cada lado. Servir con una ensalada de hojas verdes a un lado.

Nutrición por porción: Calorías 660, 1 gramo de carbohidratos netos, 53 gramos de grasa, 42 gramos de proteína

13. Cazuela Tex Mex
Sirve a cuatro

CAZUELA
Queso Monterrey Jack, rallado, una taza
Jalapeños encurtidos, dos onzas

Capítulo 8   Recetas cetogénicas de almuerzo y cena

Tomates triturados, siete onzas (enlatados está bien)
Sazonador Tex Mex, tres cucharadas
Mantequilla, dos onzas
Carne molida, 1.5 libras

PARA SERVIR
Guacamole, una taza
Hojas verdes, una taza
Cebolletas, una cortada fina
Crema agria, una taza

Calienta el horno a 400. Fríe la carne en la mantequilla durante quince minutos hasta que la carne esté bien cocida. Añade los tomates y el condimento Tex Mex y mézclalo bien. Engrasar con manteca de cerdo una bandeja de horno de ocho por ocho y colocar la mezcla de carne en ella. Poner el queso y los jalapeños encima de la carne y hornear durante veinticinco minutos. Mientras la mezcla de carne se hornea, cortar el cebollino muy fino y mezclarlo con la crema agria. Servir la mezcla de carne con una cucharada de crema agria, una cucharada de guacamole y algunas hojas verdes a un lado.

Nutrición por porción: Calorías 860, 8 gramos netos de carbohidratos, 69 gramos de grasa, 49 gramos de proteína

14. Lasaña
Sirve a seis

Ingredientes:

MEZCLA DE CARNE
Agua, 0.5 taza
Pimienta, 0.25 cucharadita
Sal, una cucharadita
Albahaca seca, 0.5 cucharadita
Pasta de tomate, tres cucharadas
Carne molida, veinte onzas
Ajo, un diente
Cebolla amarilla, una
Aceite de oliva, dos cucharadas

TOPPING DE QUESO
Perejil, picado fino, 0.5 taza
Pimienta, 0,5 cucharadita
Sal, 0,5 cucharadita
Queso parmesano, rallado, dos onzas
Queso mozzarella, rallado, cinco onzas
Crema agria, dos tazas

PASTA
Polvo de cáscara de psyllium molido, cinco cucharadas
Sal, una cucharadita
Queso crema, diez onzas
Huevos, ocho

Calienta el horno a 400. Si es posible, prepara la mezcla de carne molida el día anterior para que todos los sabores se fijen. Si no, entonces hacerla el mismo día está bien. Pela y pica bien el ajo y la cebolla y fríelos en el aceite de oliva durante cinco minutos. Mezclar la carne molida y freírla durante diez minutos. Añade las especias y la pasta de tomate; remueve bien y luego añade el agua. Deja que esta mezcla se cocine a fuego lento durante quince minutos o hasta que toda el agua haya desaparecido. Esta mezcla debe estar muy seca.

Para hacer los fideos de lasaña: Mezclar la sal, el queso crema y los huevos hasta que estén suaves. Añadir la cáscara en polvo lentamente mientras se remueve constantemente. Enrollar la masa de fideos en papel pergamino hasta que esté bastante fina. Dejando la masa entre dos hojas de papel pergamino, hornéala durante diez minutos, y luego déjala enfriar ligeramente. Sacar la hoja superior del papel pergamino y cortar los fideos.

Para crear la lasaña: Mezclar los ingredientes de la cobertura de queso hasta que se mezclen bien. Usar manteca de cerdo para engrasar una bandeja de hornear de ocho por ocho o de nueve por nueve. Poner una gran cuchara de salsa de carne en el fondo, cúbrela con los fideos, y luego extiende una capa de mezcla de queso sobre todo. Continúa poniendo capas hasta que se usen todos los ingredientes. Hornea la lasaña durante treinta minutos.

Nutrición por porción: Calorías 901, 9 gramos netos de carbohidratos, 76 gramos de grasa, 42 gramos de proteína

15. Revuelto de repollo italiano
Sirve a cuatro

Ingredientes:
Crema agria, una taza para servir
Albahaca fresca, 0,5 taza
Puerros, tres, rebanados finas
Ajo, dos dientes, picado fino
Pasta de tomate, una cucharada
Vinagre de vino blanco, una cucharada
Pimienta, 0,5 cucharadita
Sal, una cucharadita
Cebolla en polvo, una cucharadita
Carne molida, veinte onzas
Mantequilla, seis cucharadas
Repollo verde, 25 onzas

Enjuaga el repollo verde y tritúralo finamente. Usa la mitad de la mantequilla para freír la col rallada durante diez minutos. Añade la pimienta, la sal, la cebolla en polvo y el vinagre y mézclalo bien, y luego lleva la col a un bol. Poner el resto de la mantequilla en la sartén y vierte los puerros y los ajos, cocinando durante tres minutos. Vierte la carne y cocina por diez minutos, revolviendo a menudo. Mezcla la pasta de tomate y la col reservada y revuelva bien.

Nutrición por porción: Calorías 1003, 9 gramos netos de carbohidratos, 91 gramos de grasa, 33 gramos de proteína

16. Pastel de carne envuelto en tocino
Sirve a cuatro

Ingredientes:
Salsa de soja, 0.5 cucharadas
Crema batida espesa, para la salsa
Tocino, en rodajas, siete onzas
Pimienta negra, 0,5 cucharadita
Sal, una cucharadita
Albahaca seca u orégano seca, una cucharada
Huevo, uno
Queso rallado, 0.5 taza
Yogur griego, 0,5 taza
Carne molida, 25 onzas
Cebolla amarilla, una, picada fina
Mantequilla, dos cucharadas

Calienta el horno a 400. Fríe la cebolla en la mantequilla durante cinco minutos. Coloca la carne en un bol grande. Añade la mezcla de cebolla y mantequilla junto con el resto de los ingredientes, excepto la crema batida y el tocino. Utiliza tus manos para mezclar esto bien, pero no trabajes demasiado la mezcla ya que esto la hará demasiado seca. Usa la manteca para engrasar una bandeja de pan de nueve pulgadas. Moldea la mezcla de carne en forma de pan y envuelve el tocino alrededor de ella. Hornea durante una hora. Retira la carne del molde y vierte los jugos en un tazón con la crema batida y mezcla bien.

Nutrición por porción: Calorías 1038, 6 gramos netos de carbohidratos, 90 gramos de grasa, 48 gramos de proteína

17. Gratinado de Coles de Bruselas y Hamburguesas

Sirve a cuatro

Ingredientes:
Sal, una cucharadita
Pimienta negra, 0,5 cucharadita
Carne molida, una libra
Tocino, ocho onzas, cortado en dados pequeños
Coles de Bruselas, 15 onzas, cortadas por la mitad
Crema agria, cuatro cucharadas
Mantequilla, dos cucharadas
Queso cheddar rallado, seis onzas
Sazonador italiano, una cucharada

Calienta el horno a 425. Fríe las coles de Bruselas y el tocino en mantequilla durante cinco minutos. Mezcla la crema agria y vierte esta mezcla en una bandeja de hornear engrasada de ocho por ocho. Freír la carne molida hasta que se dore y añadir la pimienta y la sal, y luego añadir esta mezcla a la bandeja de hornear. Cubrir con las hierbas y el queso. Hornear durante veinte minutos.

Nutrición por porción: Calorías 770, 8 gramos netos de carbohidratos, 62 gramos de grasa, 42 gramos de proteína

18. Albóndigas asiáticas con salsa de albahaca
Sirve a cuatro

Ingredientes:

SALSA DE ALBAHACA
Albahaca picada fina, una cucharada
Sal, 0,5 cucharadita
Pimienta negra, 0,5 cucharadita
Rábanos, 0.5 taza
Mayonesa, 0.75 taza

ENSALADA DE CEBOLLA ENCURTIDA
Pimiento rojo, uno
Sal, 0,5 cucharadita
Agua, dos cucharadas
Vinagre de arroz, una cucharada
Cebolleta, una onza

ALBÓNDIGAS ASIÁTICAS
Aceite de coco, dos cucharadas
Repollo verde, veinte onzas
Mantequilla, dos cucharadas
Pimienta negra, una cucharadita
Jengibre molido, una cucharada
Cebolla amarilla picada, 5 tazas
Carne de cerdo molida, 20 onzas

ENSALADA DE CEBOLLA ENCURTIDA: Cortar finamente las cebolletas y el pimiento y mezclar con la sal, el agua y el vinagre de arroz y reservar a un lado.

SALSA DE ALBAHACA: Enjuagar los rábanos y cortarlos en trozos finos y luego mezclarlos con la mayonesa y la albahaca. Añadir la pimienta y la sal, mezclar bien y reservar.

ALBÓNDIGAS: Calentar el horno a 200. Vierte todos los ingredientes para las albóndigas en un tazón mediano y mézclalos bien. Formar con esta mezcla veinte albóndigas pequeñas. Fríe las albóndigas en aceite caliente durante diez minutos. Ponerlas en el horno para mantenerlas calientes. Desmenuzar la col verde y freírla en mantequilla a fuego medio en una sartén grande durante diez minutos, revolviendo de vez en cuando. Coloca la col en un plato y coloca las albóndigas encima de la col. Sirve la ensalada de cebolla y la salsa de albahaca a un lado.

Nutrición por porción: Calorías 860, 9 gramos netos de carbohidratos, 77 gramos de grasa, 30 gramos de proteína

19. Botes Tex Mex de calabacín rellenos
Sirve a cuatro

Ingredientes:
Queso cheddar rallado, 1.25 tazas
Aceite de oliva, una cucharada
Calabacín, dos
Cilantro fresco picado fino, 0.5 taza (opcional)
Sal, una cucharadita
Sazonador Tex Mex, dos cucharadas

Aceite de oliva o mantequilla, dos cucharadas
Carne molida, una libra

Calienta el horno a 400. Cortar cada calabacín por la mitad y quitarle las semillas. Cocina la carne en el aceite de oliva hasta que se dore, unos diez minutos. Añade el condimento Tex Mex y la sal y deja que se cocine hasta que todo el líquido se haya evaporado. Engrasar con manteca de cerdo un molde de nueve por trece y colocar los calabacines cortados por la mitad. Revuelve un tercio del queso rallado en la mezcla de carne y añade el cilantro si lo deseas. Llena el calabacín uniformemente con la mezcla de carne y queso. Usa el resto del queso rallado para espolvorear por encima. Hornea durante veinte minutos.

Nutrición por porción: Calorías 601, 6 gramos netos de carbohidratos, 49 gramos de grasa, 33 gramos de proteína

20. Cazuela de hamburguesas con tocino
Sirve a cuatro

Ingredientes:
Pimienta negra, 0,5 cucharadita
Sal, una cucharadita
Queso Cheddar rallado, ocho onzas
Crema batida espesa, una taza
Pasta de tomate, dos cucharadas
Huevos, dos

Ajo, un diente (opcional)
Tomates, dos
Pepinillos, dos picados
Carne molida, una libra
Tocino, ocho onzas
Mantequilla, una cucharada

Calienta el horno a 400. Picar el tocino y freírlo durante cinco minutos en mantequilla a fuego medio. Poner la carne molida y freír 10 minutos más hasta que se dore la carne. Añade dos tercios del queso rallado junto con los condimentos, el ajo picado, los tomates y los pepinillos cortados en dados. Usar manteca de cerdo para engrasar un molde de hornear de ocho por ocho. Mezcla la pasta de tomate, la crema y los huevos en un pequeño tazón y mézclalo con la mezcla de carne en la sartén. Coloca esta mezcla en el molde de hornear y cúbrela con el resto del queso rallado. Hornee durante veinte minutos.

Nutrición por porción: Calorías 1041, 8 gramos netos de carbohidratos, 91 gramos de grasa, 46 gramos de proteína

21. Pastel de aguacate
Sirve a cuatro

Ingredientes:

RELLENO
Queso rallado, 1.25 tazas

Queso crema, 0.5 taza
Sal, 0,5 cucharadita
Cebolla en polvo, 0,5 cucharadita
Pimiento rojo, una picada fina
Cilantro fresco picado fino, dos cucharadas
Huevos, tres
Mayonesa, una taza
Aguacates, dos maduros

CORTEZA DE PASTEL
Agua, cuatro cucharadas
Huevo, uno
Aceite de oliva, tres cucharadas
Sal, 0,25 cucharadita
Polvo de hornear, una cucharadita
Polvo de cáscara de psyllium molido, una cucharada
Harina de coco, cuatro cucharadas
Harina de almendra, 0,75 taza
Semillas de sésamo, cuatro cucharadas

Calienta el horno a 350. Combina todos los ingredientes para la corteza del pastel en un procesador de alimentos y mézclalos hasta que se forme una bola de masa. Si no tienes un procesador de alimentos, se puede hacer la bola de masa mezclando los ingredientes en un tazón con un tenedor. Utiliza manteca de cerdo para engrasar un molde profundo para pasteles. Cubre el molde con la masa, usando tus dedos o una espátula para extenderla por el fondo y los lados. Usando las púas de un tenedor, haz numerosos agujeros pequeños en el fondo y hornea durante diez minutos. Pela el aguacate, córtalo y saque el hueso. Cortar el aguacate en dados. Saca las semillas del chile y córtalo en dados. Mezcla el chile y el aguacate cortados en dados con el resto de los ingredientes. Coloca esta mezcla en la corteza prehorneada y hornea durante 40 minutos más.

Nutrición por porción: Calorías 1146, 9 gramos netos de carbohidratos, 109 gramos de grasa, 26 gramos de proteína

22. Quesadillas
Sirve a tres

Ingredientes:

RELLENO
Espinaca bebé, una onza
Queso mexicano, cinco onzas
Mantequilla, una cucharada para freír

TORTILLAS BAJAS EN CARBOHIDRATOS
Harina de coco, una cucharada
Polvo de cáscara de psyllium molido, 1.5 cucharaditas
Sal, 0,5 cucharadita
Queso crema, seis onzas
Clara de huevo, dos
Huevos, dos

Calienta el horno a 400. Mezclar las claras de huevo con los huevos, añadir el queso crema y seguir batiendo hasta que la mezcla esté suave. Usa un tazón separado para mezclar la harina de coco, la cáscara de psyllium y la sal. Con una cuchara, pon la mezcla de harina en la mezcla mientras sigues batiendo. Esta masa se volverá espesa. Usa manteca de cerdo para engrasar una bandeja para galletas y extiende la masa sobre la bandeja para hacer quesadillas rectangulares. Si prefieres quesadillas redondas, fríelas en círculos finos en una sartén como un panqueque. Hornea la tortilla durante cinco minutos. Deje que la tortilla se enfríe ligeramente y córtela en seis trozos. Coloca las espinacas y el queso entre dos tortillas y fríelas en mantequilla derretida durante un minuto por cada lado.

Nutrición por porción: Calorías 474, 5 gramos netos de carbohidratos, 41 gramos de grasa, 21 gramos de proteína

23. Pastel de espinacas y queso de cabra
Sirve a seis

Ingredientes:

CORTEZA DE PASTEL
Huevo, uno
Mantequilla, dos cucharadas
Sal, 0,5 cucharadita
Polvo de cáscara de psyllium molido, una cucharada
Semillas de sésamo
Harina de almendra, 1,25 tazas

Relleno de espinacas y queso de cabra
Queso de cabra, seis onzas en rebanadas
Queso cheddar rallado, cuatro onzas
Sal, 0,5 cucharadita
Pimienta negra, 0,5 cucharadita
Nuez moscada molida, 0,25 cucharadita
Ajo, un diente
Mantequilla, dos cucharadas
Espinacas, frescas, ocho onzas

MEZCLA DE HUEVO
Sal, 0,5 cucharadita
Pimienta negra, 0,5 cucharadita
Crema agria, una taza
Huevos, cinco

Calienta el horno a 350. Mezcla los ingredientes de la masa con un tenedor hasta hacer una bola de masa. Presiona esta masa en un molde engrasado con forma de pastel hasta que la masa cubra el fondo y los lados. Haz agujeros en la masa en el fondo del molde con un tenedor. Hornea la corteza de pastel vacía durante diez minutos. Poner la crema agria, los huevos, la pimienta y la sal. Picar las espinacas en trozos grandes y el ajo en trozos pequeños. Freír el ajo y las espinacas en mantequilla caliente durante cinco minutos. Poner esta mezcla en la corteza de la tarta y espolvorear el queso rallado encima. Vierte la mezcla de huevo cremoso sobre todo y coloca el queso de cabra encima. Hornea durante cuarenta y cinco minutos.

Nutrición por porción: Calorías 643, 4 gramos netos de carbohidratos, 58 gramos de grasa, 24 gramos de proteína.

24. Salmón con espinacas y pesto
Sirve a cuatro

Ingredientes:
Pimienta negra, 0,5 cucharadita
Sal, 0,5 cucharadita
Mantequilla, una cucharada
Espinacas frescas, una libra
Queso parmesano rallado, dos onzas
Pesto, rojo o verde, una cucharada
Crema agria, una taza
Salmón, 25 onzas aproximadamente

Calienta el horno a 400. Usar sólo la mitad de la mantequilla para engrasar una bandeja de hornear de nueve por trece. Usar la pimienta y la sal para sazonar el salmón y colocarlo en la bandeja de hornear con la piel hacia abajo. Usar un pequeño tazón para mezclar el queso parmesano, el pesto y la crema agria y usarlo para cubrir el salmón. Hornea durante veinte minutos. Mientras el salmón se hornea, usa el resto de la mantequilla y fríe las espinacas hasta que se marchiten, unos dos o tres minutos. Sirve las espinacas con el salmón horneado.

Nutrición por porción: Calorías 902, 3 gramos netos de carbohidratos, 78 gramos de grasa, 45 gramos de proteína

25. Cazuela cremosa de pescado
Sirve a cuatro

Ingredientes:
Mantequilla, tres cucharadas
Perejil seco, una cucharada
Pimienta negra, 0,5 cucharadita
Sal, una cucharadita
Mostaza de Dijon, una cucharada
Crema batida espesa, 1.25 tazas
Pescado blanco, 25 onzas aproximadamente, cortado en trozos
Alcaparras pequeñas, dos cucharadas
Cebolletas, seis
Brócoli, 16 onzas
Aceite de oliva, dos cucharadas

Calienta el horno a 400. Enjuaga el brócoli y córtalo en pequeños ramilletes con los tallos. Usa el aceite para freír el brócoli durante cinco minutos. Añade las alcaparras y las cebolletas finamente picadas. Fríe durante tres minutos, revolviendo una vez. Usar mantequilla para engrasar una fuente de horno de nueve por trece. Coloca las verduras en la bandeja de hornear. Poner el pescado con las verduras. En un pequeño bol mezclar la mostaza, la crema batida y el perejil y verter encima de las verduras y el pescado en la bandeja de hornear. Hornear durante treinta minutos. Poner seis rebanadas de mantequilla encima en lugares al azar y dejar que se derrita antes de servir. Servir con un tazón de verduras de hoja.

Nutrición por porción: Calorías 822, 8 gramos netos de carbohidratos, 69 gramos de grasa, 41 gramos de proteína

26. Atún y queso fundido
Sirve a cuatro

Ingredientes:

PAN DE OPSIE
Polvo de hornear, 0.5 cucharadita
Polvo de cáscara de psyllium molido, 0.5 cucharadas
Sal, 0,5 cucharadita
Queso crema, 4.5 onzas
Huevos, tres

TOPPING
Pimentón o pimienta de cayena molida, 0.25 cucharadita
Queso rallado, diez onzas

ENSALADA DE ATÚN
Pimienta, 0,5 cucharadita
Sal, 0,5 cucharadita
Ajo, un diente picado
Jugo de limón, una cucharadita

Atún en aceite, ocho onzas
Pepinillos cortados, 0.5 taza
Apio, cuatro tallos
Crema agria, una taza

Calienta el horno a 300. Para hacer el pan oopsie separar las yemas de huevo de las claras y colocarlas en diferentes tazones. Vierte la sal en las claras y bátelas hasta que estén firmes. Mezclar el queso crema con las yemas de huevo. Luego agrega la cáscara de semillas de psyllium y el polvo de hornear a la mezcla de las yemas. Muy despacio, incorporar las claras de huevo a la mezcla de las yemas y sacar la mezcla con una cuchara grande y colocarla en una bandeja para galletas engrasada. Hornea durante veinticinco minutos. Después de que se enfríen, poner el horno a 350. Mientras se calienta, ensambla la mezcla de atún. Colóquela sobre una rebanada de pan oopsie y espolvorea con queso rallado. Hornea durante quince minutos.

Nutrición por porción: Calorías 923, 5 gramos de carbohidratos netos, 81 gramos de grasa, 41 gramos de proteína

27. Pescado tailandés con coco y curry
Sirve a cuatro

Ingredientes:
Coliflor o brócoli, 15 onzas
Cilantro fresco picado, 0.5 taza

Crema de coco, 14 onzas
Pasta de curry, roja o verde, dos cucharadas
Sal, 0,5 cucharadita
Pimienta, 0,5 cucharadita
Mantequilla o ghee, cuatro cucharadas
Pescado blanco o salmón en trozos, 25 onzas aproximadamente
Manteca de cerdo para engrasar la bandeja de horno

Calienta el horno a 400. Engrasar una bandeja de hornear de nueve por trece y poner el pescado en ella. Sazonar con la sal y la pimienta y poner un poco de mantequilla sobre cada rebanada. Mezclar el cilantro picado, la pasta de curry y la crema de coco en un tazón hasta que esté suave y luego colocar en el pescado con una cuchara. Hornea durante veinte minutos. Mientras el pescado se hornea, cortar la coliflor o el brócoli en ramilletes del tamaño de un bocado y hervirlos en agua salada durante cinco minutos.

Nutrición por porción: Calorías 880, 9 gramos de carbohidratos netos, 75 gramos de grasa, 42 gramos de proteína

28. Salmón con chile con espárragos y tomate
Sirve a cuatro

Ingredientes:
Sal, 0,5 cucharadita

Tomillo fresco, dos cucharadas
Almendras picadas, dos cucharadas
Aceite de oliva, dos cucharadas
Tomates cherry, cinco onzas
Espárragos, 1.25 libras
Pasta de chile, dos cucharaditas
Mantequilla, cinco cucharadas
Salmón, 1.25 libras en pedazos

Derretir la mantequilla y mantenerla caliente. Esparce la pasta de chile sobre el salmón. Freír el salmón durante dos minutos por cada lado en aceite de oliva. Añade los tomates y los espárragos a la sartén con el pescado y cúbrelo. Dejar cocer a fuego lento durante quince minutos. Justo antes de servir, vierte la mantequilla caliente sobre todo y sirve.

Nutrición por porción: Calorías 670, 4 gramos netos de carbohidratos, 57 gramos de grasa, 34 gramos de proteína

29. Cazuela de atún
Sirve a cuatro

Ingredientes:
Sal, 0,5 cucharadita
Pimienta negra, 0,5 cucharadita
Hojuelas de chile, una cucharadita
Queso parmesano, cuatro onzas
Mayonesa, una taza
Atún en aceite, 16 onzas, escurrido

Apio, seis tallos
Pimiento verde, uno
Cebolla amarilla, una
Mantequilla, dos cucharadas

Calienta el horno a 400. Picar el apio, el pimiento y la cebolla muy finos y freírlos en la mantequilla durante cinco minutos. Mezcla las hojuelas de chile, el queso parmesano, la mayonesa y el atún. Usar manteca de cerdo para engrasar un molde de hornear de ocho por ocho o de nueve por nueve. Añade la mezcla de atún a las verduras fritas y ponla en el molde. Hornea durante veinte minutos.

Nutrición por porción: Calorías 953, 5 gramos netos de carbohidratos, 83 gramos de grasa, 43 gramos de proteína

30. Ensalada de camarones picantes
Sirve a dos

Ingredientes:

ADEREZO DE JENGIBRE
Sal, 0,5 cucharadita
Pimienta negra, 0,5 cucharadita
Ajo, un diente picado
Salsa de soja, 0,5 cucharadas
Jugo de lima, tres cucharadas
Jengibre picado fresco, una cucharada
Aceite de aguacate, 0.25 taza

ENSALADA
Cilantro, fresco, para servir
Camarones pequeños pelados y desvenados, diez onzas
Polvo de chile, dos cucharaditas
Ajo, un diente picado
Aceite de oliva, tres cucharadas
Espinacas bebé, dos onzas
Pepino, cinco onzas
Jugo de lima, tres cucharadas
Aguacate, dos

Pelar los aguacates, cortar a lo largo y quitar el hueso. Corta el aguacate y el pepino y rocíalos con jugo de limón. Mezclar el pepino, el aguacate y las espinacas en un plato. Calentar el aceite de oliva y freír el chile en polvo y el ajo picado. Añade los camarones y fríelos hasta que estén listos, unos ocho minutos. Servir los camarones sobre las verduras y cubrirlos con cilantro si se deseas.

Nutrición por porción: Calorías 871, 9 gramos netos de carbohidratos, 79 gramos de grasa, 26 gramos de proteína

Capítulo 9: Aperitivos y postres cetogénicos

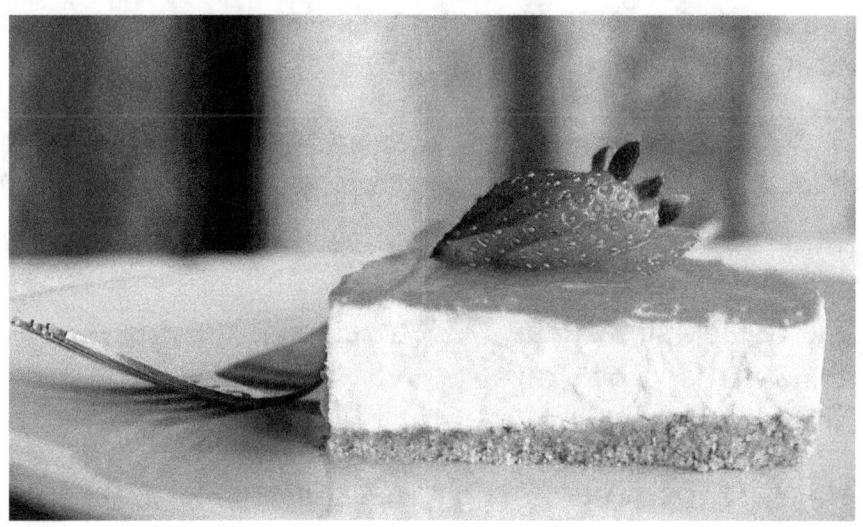

Aunque técnicamente los bocadillos no son necesarios en la dieta cetogénica, a veces solo necesitas unos pocos bocados para seguir hasta la siguiente comida. Y hay veces que no tienes hambre de una comida completa, así que solo un bocadillo estará bien. Y aunque la dieta cetogénica debería convertirse en una elección de estilo de vida, no hay forma de que alguien vaya por la vida sin un dulce de vez en cuando. Así que hemos incluido en este capítulo algunos bocadillos y postres que están permitidos en la dieta cetogénica.

Postres cetogénicos

Tarta de queso sin azúcar

Ingredientes:
Fresas, rebanadas para servir
Huevos, tres a temperatura ambiente
Extracto de vainilla, dos cucharaditas
Stevia, una cucharada
Crema agria, 16 onzas a temperatura ambiente.
Queso crema, tres bloques de ocho onzas, a temperatura ambiente.
Mantequilla, una barra derretida
Coco rallado sin azúcar, 0,25 taza.
Harina de coco, 0.5 taza
Harina de almendras, 0.5 taza

Calienta el horno a 300. Engrasar un molde de tarta de ocho o nueve pulgadas. Mezclar la mantequilla, el coco y las harinas para la corteza. Presionar la corteza en el molde cubriendo el fondo y los lados del mismo. Bate la crema agria y el queso crema juntos y mezclar la vainilla y la stevia. Añade los huevos, un huevo a la vez y mezclando después de cada uno. Poner esta mezcla en la corteza y nivelarla. Hornea de una hora a una hora y veinte minutos hasta que sólo se mueva en el centro. Apaga el horno y deja la puerta entreabierta, dejando la tarta de queso en el horno durante una hora. Deje la tarta de queso en el refrigerador por lo menos cinco horas (durante la noche es mejor). Servir con fresas en rodajas.

Capítulo 9 Aperitivos y postres cetogénicos

Tarta en taza

Ingredientes:
Crema batida, 0.25 taza para servir
Polvo de hornear, 0.5 cucharadita
Endulzante Sweve, una cucharadita
Chips de chocolate, apto para la dieta cetogénica, dos cucharadas
Huevo, uno batido
Cacao en polvo, dos cucharadas
Harina de almendra, 0.25 taza
Mantequilla, dos cucharadas

Pon la mantequilla en una taza de microondas y derrítela durante 30 segundos. Añade el resto de los ingredientes, excepto la crema batida y revuelve bien. Cocina durante un minuto. La tarta estará lista, pero estará esponjosa. Servir con crema batida.

Frosty Freeze

Ingredientes:
Extracto de vainilla, una cucharadita
Endulzante Swerve, tres cucharadas
Cacao en polvo, dos cucharadas
Crema batida espesa, 1.5 taza

Utiliza una batidora manual para mezclar la vainilla, la sal, el edulcorante, el cacao y la crema hasta que la mezcla haga picos. Pon la mezcla en una bolsa de plástico como si fuera una bolsa para sándwiches y ponla en el congelador durante 30 minutos. Cortar una esquina inferior de la bolsa para exprimirla en platos o vasos.

Brownies

Ingredientes:
Sal, 0,5 cucharadita
Extracto de vainilla, dos cucharaditas
Cacao en polvo, 0.66 taza
Azúcar de coco, 0,66 taza
Bicarbonato de sodio, dos cucharaditas
Mantequilla de maní sin azúcar, seis cucharadas
Aguacate, dos maduros
Huevos, cuatro

Calienta el horno a 350. Usar manteca de cerdo para engrasar una fuente de horno cuadrada de ocho por ocho. Mezclar bien todos los ingredientes hasta que esté suave. Poner toda la masa en la bandeja de hornear y nivelar. Hornear veinticinco minutos.

Bombas de grasa de masa de galletas

Ingredientes:
Chips de chocolate oscuro aptos para la dieta cetogénica, 0.66 taza
Harina de almendra, dos tazas
Sal, 0,5 cucharadita
Extracto de vainilla, 0.5 cucharadita

Azúcar de pastelero Swerve, 0.3 taza
Mantequilla a temperatura ambiente, una barra

Batir de vainilla, azúcar, mantequilla y sal hasta que se esponje. Mezclar lentamente la harina de almendra y luego añadir los chips de chocolate. Usar una pequeña cuchara para hacer la masa en pequeñas bolas y mantenerlas cubiertas en la nevera hasta el momento en que esté preparado para comerlas.

Cubos de fresa cubiertos de chocolate

Ingredientes:
Fresas, dieciséis frescas
Aceite de coco, dos cucharadas
Chips de chocolate, dos tazas

Derretir las chispas de chocolate y mezclarlas con el aceite de coco. Usar una cuchara para verter el chocolate en una bandeja de cubitos de hielo. Poner una fresa entera en cada uno y congelar hasta que el chocolate esté sólido, unas cinco horas.

Snacks cetogénicos

Estos son unos estupendos bocadillos que están permitidos en la dieta cetogénica y te ayudarán a llegar a la siguiente comida.

1. Huevos duros

2. Chocolate negro
3. Rebanadas de queso Cheddar
4. Cecina de vaca
5. Chicharrones de cerdo
6. Palitos de apio
7. Queso de mozzarella
8. Rodajas de aguacate
9. Aceitunas verdes
10. Pepinillos encurtidos

Capítulo 10: Plan de comidas para dos semanas

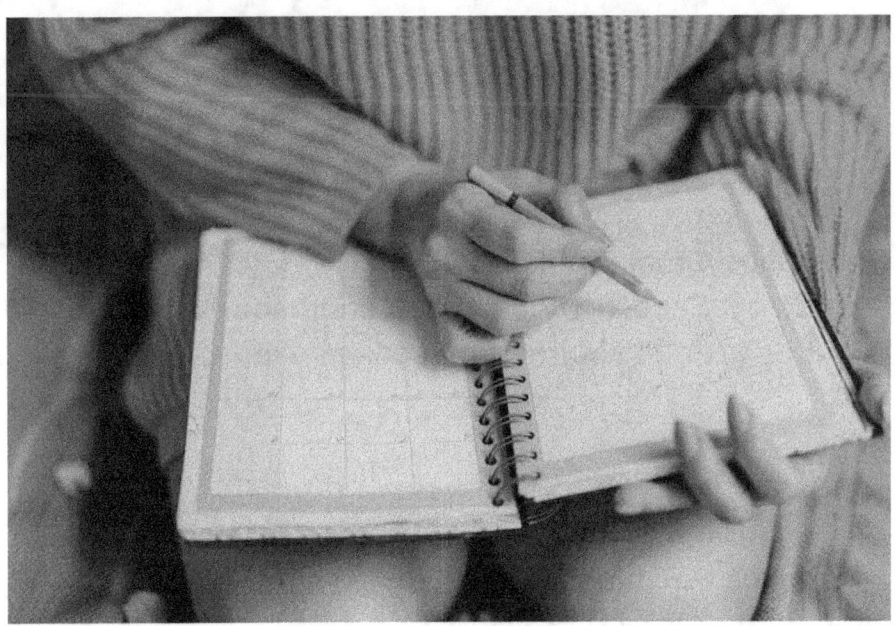

Aquí hay un ejemplo de un plan de comidas para dos semanas que puedes seguir para comenzar tu dieta cetogénica. Todas estas recetas se pueden encontrar en este libro. Recuerda, estas son sugerencias para empezar. Siéntete libre de cambiar las comidas según te convenga. Y ten en cuenta que no todas las comidas deben ser hechas de acuerdo a una receta. Un simple filete o pechuga de pollo a la parrilla, servido con una ensalada de hojas, o espárragos o brócoli a un lado, es una comida cetogénica. Pero a veces es bueno crear un plato y que sepa bien y sea bueno para ti.

Día 1

Desayuno: Huevos y tocino clásicos
Almuerzo: Salmón relleno con aguacate
Cena: Revuelto de repollo italiano

Día 2

Desayuno: Omelet del Oeste
Almuerzo: Sándwich de salmón ahumado
Cena: Pollo al pimentón con colinabo

Día 3

Desayuno: Panqueques con bayas y crema batida
Almuerzo: Pastel de carne
Cena: Pollo a la provenzal

Día 4

Desayuno: Huevos al horno
Almuerzo: Atún y queso fundido
Cena: Pollo, col y cebolla

Día 5

Desayuno: Pudín de Chía
Almuerzo: Quesadilla
Cena: Pollo al pesto con feta y cazuela de aceitunas

Día 6

Desayuno: Muffins de huevo
Almuerzo: Ensalada de camarones picantes
Cena: Pollo Garam Masala

Día 7

Desayuno: Gachas de coco
Almuerzo: Piernas de pollo con ensalada de col
Cena: Lasaña

Día 8

Desayuno: Huevos Rancheros
Almuerzo: Huevos con aguacate
Cena: Cazuela de pollo Fajita

Día 9

Desayuno: Desayuno de Sándwich sin pan
Almuerzo: Tortilla de mariscos
Cena: Pastel de carne envuelto en tocino

Día 10

Desayuno: Crema de coco con bayas
Almuerzo: Huevos revueltos con queso Halloumi
Cena: Gratinado de hamburguesa y coles de Bruselas

Día 11

Desayuno: Tortilla de hongos
Almuerzo: Frittata con espinacas frescas
Cena: Albóndigas asiáticas con salsa de albahaca

Día 12

Desayuno: Huevos rellenos de camarones
Almuerzo: Alitas de pollo dulces
Cena: Botes de calabacín rellenos Tex Mex

Día 13

Desayuno: Avena
Almuerzo: Cacerola de Hamburguesa y tocino
Cena: Pastel de espinacas y queso de cabra

Día 14

Desayuno: Huevos revueltos mexicanos
Almuerzo: Alitas de pollo con brócoli
Cena: Pastel de aguacate

Es tu elección cómo organizarás tus comidas y cómo organizarás tus carbohidratos, proteínas y grasas en tus comidas. Puede que no estés particularmente motivada para sumergirte en una dieta extremadamente baja en carbohidratos como la estricta dieta cetogénica. En una dieta cetogénica estricta obtendrás el setenta y cinco por ciento de tus calorías de la grasa, el veinte por ciento de la proteína, y el cinco por ciento de los carbohidratos. Esta combinación te enviará a la cetosis casi inmediatamente, particularmente si estás acostumbrada a una dieta extremadamente alta en carbohidratos. El siguiente cuadro muestra cuántas calorías se permitirán en cada macro para varios niveles de calorías en la dieta cetogénica estricta.

Dieta cetogénica				
	2000	1800	1500	1200
Grasa	1500	1350	1125	900
Proteína	400	360	300	240
Carbohidratos	100	90	75	60

Si decides que sumergirte en un plan cetogénico es demasiado bajo en carbohidratos para ti, siempre puedes empezar con el plan de carbohidratos más bajos y darle a tu cuerpo la oportunidad de ajustarse antes de pasar a un plan estrictamente cetogénico. En el plan de carbohidratos bajos obtendrás el cuarenta por ciento de tus calorías de la grasa, el treinta y cinco por ciento de tus calorías de las proteínas y el veinticinco por ciento de tus calorías de los carbohidratos. Este cuadro mostrará cuántas calorías se permiten para los diferentes niveles de calorías en el plan de carbohidratos bajos.

Plan de Carbohidratos Bajo				
	2000	1800	1500	1200
Grasa	800	720	600	480
Proteína	700	630	525	420
Carbohidratos	500	450	375	300

Capítulo 10 Plan de comidas para dos semanas

A veces la gente siente que progresa mejor con una dieta que es más alta en proteínas que la dieta normal cetogénico. En la versión alta en proteínas, el sesenta por ciento de las calorías provienen de las grasas, el treinta y cinco por ciento de las proteínas y el cinco por ciento de los carbohidratos. El siguiente cuadro muestra cuántas calorías se permitirían en cada macro en varios niveles de calorías en el plan cetogénico de alta proteína.

Macros Alto en Proteínas				
	2000	1800	1500	1200
Grasa	1200	1080	900	720
Proteína	700	630	525	420
Carbohidratos	100	90	75	60

Si tú cuentas las calorías en tu viaje de bajo consumo de carbohidratos, entonces será necesario entender cuántas calorías provienen de cada tipo de macro. Un macro es simplemente una grasa, una proteína o un carbohidrato. Algunos seguidores de la dieta cetogénica dirán que no necesitas contar las calorías mientras cuentes los gramos y mantengas los gramos de la comida que comes en la alineación adecuada. Así que en el recuento de macros una dieta cetogénica permitiría veinte gramos o menos de carbohidratos cada día. Una dieta baja en carbohidratos permitiría de veinte a cincuenta gramos de carbohidratos cada día. Sólo recuerda que tu cuerpo no alcanzará y permanecerá en cetosis mientras tu conteo de carbohidratos sea alto. Pero si has estado viviendo mayormente de carbohidratos, entonces comenzar con una dieta baja en carbohidratos sería beneficioso y comenzaría a mover tu cuerpo en la dirección correcta. Entonces después de una semana o dos puedes pasar al plan más restrictivo de la dieta cetogénica y ya estarás acostumbrada a la cantidad reducida de carbohidratos que se te permitirá comer.

Pero incluso si estás lista para ir estrictamente a la cetosis, puede ser intimidante. Sólo recuerda mantener tus carbohidratos por debajo de 20 carbohidratos netos por día y tratar de consumir más grasa que proteína. Recuerda que no es una dieta alta en proteínas. Las dietas altas en proteínas pueden causar estrés a los riñones, y cualquier exceso de proteína no se elimina del cuerpo sino que se convierte en azúcar. Intenta alcanzar tu objetivo de consumo de proteínas todos los días, pero no excedas ese límite.

Recuerda siempre que la grasa es tu amiga. Al comenzar una nueva dieta siempre se nos ha dicho que la grasa es el enemigo, algo a lo que hay que temer. Pero la dieta alta en proteínas, baja en carbohidratos y estricta en la dieta cetogénica es alta en el departamento de las grasas. La grasa es la única macro que se ajustará hacia arriba o hacia abajo para ganar o

Capítulo 10 Plan de comidas para dos semanas

perder peso. Si tu objetivo final es perder el exceso de peso, entonces come sólo la suficiente grasa para sentirte lleno, pero no sientas que necesita comer hasta el límite permitido si no tienes hambre.

Bebe mucha agua todos los días para mantenerte bien hidratada. Esto es especialmente importante cuando se lleva una dieta baja en carbohidratos o cetogénica. Cuando consumes carbohidratos, tu cuerpo almacena azúcar adicional como glucógeno, y el glucógeno se adhiere a las moléculas de agua para facilitar el movimiento por el cuerpo. Beber más agua ayudará a expulsar el glicógeno que transporta las moléculas de agua fuera del cuerpo. Y, a medida que el cuerpo comienza a convertir la grasa almacenada, liberará las moléculas de glucógeno que eliminarán más agua del cuerpo y esto podría conducir a la deshidratación. Es una buena idea intentar beber más de los ocho vasos de agua recomendados diariamente, incluso intentando llegar hasta dieciséis vasos cada día.

Sólo come cuando estés verdaderamente hambrienta. No hay ninguna razón por la que alguien necesite comer seis comidas al día con bocadillos en medio. Comer en exceso afectará tus objetivos de pérdida de peso. Comer menos cantidad de carbohidratos hará que tu apetito disminuya naturalmente. Y concéntrate en comer alimentos integrales. Los alimentos procesados no permitirán que tu cuerpo trabaje con las toxinas que evitarán que tu cuerpo entre y permanezca en la cetosis.

Y es relativamente fácil añadir más grasa a tu dieta diaria sin añadir más comida a tu dieta diaria. Sólo recuerda freír todo en mantequilla o ghee. Deja que un trozo de mantequilla se derrita sobre la carne justo antes de comerla. Pon queso crema en tu plato y trátalo como crema agria.

Y aunque el ejercicio no es obligatorio en la dieta cetogénica, es muy recomendable que encuentres alguna actividad física que te guste hacer y que la hagas regularmente, al menos tres veces a la semana. Particularmente en las primeras dos semanas de estar en la dieta cetogénica es probable que experimentes síntomas de que tu cuerpo entre en cetosis, también conocida como la gripe cetogénica. Probablemente querrás restringir las actividades extenuantes durante este tiempo. Pero caminar, nadar y montar en bicicleta son actividades de bajo impacto que cualquiera puede hacer, y cualquier pequeño movimiento te ayudará a alcanzar tus objetivos de pérdida de peso.

Capítulo 11: Cómo mantenerse en la dieta Cetogénica en el mundo real

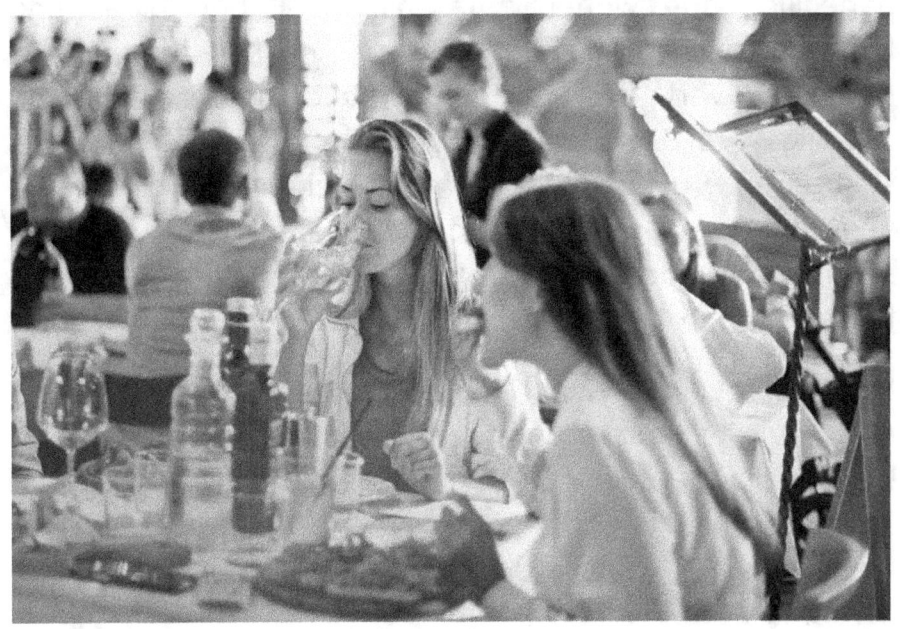

Nadie quiere quedarse en casa preparando sus propias comidas en su pequeño mundo para siempre, y tú tampoco necesitas hacer eso. En el mundo de hoy muchos restaurantes se han dado cuenta de que para seguir siendo relevantes necesitan poder servir los gustos de mucha gente y no sólo atenerse a un menú prescrito de opciones limitadas. Así que hay muchas opciones que puedes comer cuando sales a cenar a cualquier tipo de restaurante, ya sea de comida rápida, familiar, el restaurante del vecindario, o un lugar elegante de alto nivel.

Recuerda siempre buscar opciones de carne, aves, pescado y mariscos. Pide una porción doble de la verdura del día en lugar de papas. Siempre pide la ensalada en lugar de la sopa. No comas el pan o los panecillos que vienen a la mesa. Cuando pidas una hamburguesa o un sándwich pide una hoja de lechuga para envolverla en lugar de un bollo, o cómela con un cuchillo y un tenedor. La mayoría de los restaurantes sustituyen un alimento con almidón por algo vegetariano, como el arroz o la pasta, pero si no lo sustituyen, pídeles que dejen el alimento con almidón fuera del plato y en la cocina.

Pida aderezo de vinagre y aceite para tu ensalada, y que lo vierta ligeramente sobre la carne y las verduras. O pide mantequilla que puedas untar sobre tu comida. El guacamole, la salsa béarnaise, la vinagreta, la salsa picante y la salsa de soja son todas bajas en carbohidratos.

Cuando comas en un restaurante de comida rápida, coge la hamburguesa y los ingredientes y cómetelos con cuchillo y tenedor o pide una hoja de lechuga para envolver la comida. No pidas las papas fritas o los aros de cebolla. Añade ingredientes como brotes, aguacate, tomate, lechuga, queso y tocino. No uses el ketchup. La mayonesa es genial. La mostaza normal está bien, pero no la mostaza dulce o la mostaza con miel. Pide pollo a la parrilla y no frito. Pide pollo a la parrilla en una ensalada. Mantente alejada de la salsa barbacoa, la salsa agridulce, las patatas dulces, el maíz y las judías asadas. La ensalada de col está bien aunque el aderezo se haga con azúcar, lo que hace que los carbohidratos cuenten un poco más de lo que normalmente se comería.

Si estás comiendo en un restaurante mexicano tendrás varias buenas opciones. Sólo recuerda que debes mantenerte alejado de las patatas fritas de cortesía. Pide tu burrito en un bol. Rellénelo con camarones, pollo, bistec o cerdo. Puedes cubrir la carne con fajitas de vegetales como pimientos verdes y cebollas que te darán unos pocos carbohidratos pero no demasiados. Asegúrate de añadir queso encima. Saborea el tazón con salsa o crema agria si quieres. Si el restaurante no ofrece una comida en un tazón, simplemente desenrolla tu burrito y cómete el relleno. El restaurante puede ofrecer cenas bajas en carbohidratos como mole de pollo, chile verde, carne asada y fajitas. Pídele al camarero que sustituya los frijoles y el arroz por guacamole, crema agria o queso extra.

Los restaurantes asiáticos son lugares particularmente peligrosos para los que están en la dieta cetogénica. No escojas las opciones que tienen sabor dulce o que están rebozadas. El curry o las papas fritas hechas con mariscos o carne con vegetales bajos en carbohidratos a un lado sabrán bien sin el arroz. Los brotes de judías salteadas, la col o las judías verdes son una buena elección. Si pides pato, asegúrate de que la salsa no tenga espesantes o simplemente deja la salsa. Si el menú tiene fideos Shirataki, son bajos en carbohidratos y pueden ser tu mejor amigo.

Si eres un comensal aventurero, un restaurante temático indio es un gran lugar para alguien en la dieta cetogénica. El ghee es un elemento estándar en la cocina india, y lo pondrán en todo. Platos Tandoori, carne o aves en salsa de crema, curry y kebabs son siempre una gran elección. En muchos sitios se sirve Raita, que es una salsa cremosa hecha con pepinos triturados y yogur.

En un restaurante buffet, cualquier tipo de buffet estará bien, es probablemente tu mejor opción. Aquí encontrarás docenas de opciones diferentes que incluyen opciones cetogénicas y opciones de carbohidratos más bajos. No sientas que necesitas comer tanto como pagas, sino que comas para disfrutar de la comida y pasar un buen rato con amigos y familiares. Sé intencional y deliberada en tus elecciones. Los bufetes tienen muchas áreas que puedes disfrutar en la dieta cetogénica. Escoge alimentos bajos en carbohidratos de la barra de ensaladas, y siempre ve a la barra de carnes y mariscos. Por lo general, encontrarás muchas grasas saludables para agregar a tus alimentos como queso, crema agria, mantequilla y aceite de oliva. No pongas demasiada comida en el plato porque siempre puedes volver por más, y eso te dará la oportunidad de probar algo diferente si quieres. Sólo recuerda que debes mantenerte alejada de la barra de postres. Si sientes la necesidad de algo dulce pregunta al camarero si la barra ofrece gelatina sin azúcar.

Comer en casa de un amigo o pariente puede ser un poco más difícil que comer en un restaurante. No hace daño preguntarle a la anfitriona exactamente qué se va a servir para poder elegir con antelación. Si no estás lista para compartir la noticia de tu nuevo estilo de vida con los demás, simplemente di que tu médico te recomendó que te mantuvieras alejada de ciertos alimentos que podrían estar causándote molestias estomacales. Esto normalmente silenciará incluso al pariente más entrometido. Come algo grasoso justo antes de salir de casa para quitarte el hambre, de modo que puedas concentrarte en comer sólo las mejores opciones para ti. Y recuerda, esta es sólo una comida en tu vida y la estás compartiendo con personas que son especiales para ti. Está bien disfrutar del pollo frito o solo probar la ensalada de frutas. Una caída de gracia no descarrilará todo tu progreso. Solo recuerda volver al camino comenzando con la siguiente comida. Algunas personas hacen concesiones para ocasiones como esta, ayunando el resto del día para que todas sus calorías y carbohidratos puedan ser disfrutados en esta comida.

No es imposible comer fuera cuando se sigue la dieta cetogénica. Solo recuerda hacer buenas elecciones y mantenerte fiel al plan que has elegido y disfrutarás de la noche ocasional sin arruinar todo tu duro trabajo.

Conclusión

Gracias por llegar hasta el final de **Cetogénica para Mujeres** - *La última dieta baja en carbohidratos para una rápida pérdida de peso, mejorar la memoria y la claridad mental y vivir saludablemente – Guía completa paso a paso* de Mary Knox.

Esperemos que haya sido informativo y que pueda proporcionarte todas las herramientas que necesitas para alcanzar tus objetivos, sean cuales sean.

El siguiente paso es tomar los consejos y trucos de este libro y comenzar tu viaje hacia un nuevo estilo de vida más saludable. Usa estas recetas y hazte las tuyas propias para mantenerte constantemente abastecida con un nuevo menú para cada semana.

Por último, si este libro te ha sido útil de alguna manera, ¡una crítica en Amazon es siempre apreciada!

www.ingramcontent.com/pod-product-compliance
Lightning Source LLC
Chambersburg PA
CBHW071405210526
45465CB00001B/267